Endocrinologie Diabétologie

Chez le même éditeur

Dans la même collection, « *La collection des conférenciers* » :

Cardiologie, par L. Sabbah, 2008, 120 pages.
Chirurgie digestives, par Q. Pellenc, H. Tranchart, F. Lamazou, 2008, 112 pages.
Dermatologie, par C. Tolédano, 2009, 192 pages.
Gériatrie-rééducation, par G. Gridel, C. Ophèle, 2010, 2e édition, 120 pages.
Gynécologie-obstétrique, par F. Lamazou, S. Salama, 2010, 2e édition, 224 pages.
Hématologie, par S. Harel, D. Michonneau, 2010, 176 pages.
Hépato-gastro-entérologie, par O. Dubreuil, 2008, 120 pages.
Maladies infectieuses, par L. Bricaire, F. Bricaire, 2010, 2e édition, 184 pages.
Néphrologie, par N. Pallet, M. Raban, R. Snanoudj, 2010, 96 pages.
Neurologie, par E. Jouvent, C. Denier, 2010, 2e édition, 248 pages.
ORL-Stomatologie-Ophtalmologie, par M. Devars du Mayne, N. Rocher, 2008, 160 pages.
Orthopédie-traumatologie, par J. Amzallag, M. Amzallag, 2010, 2e édition, 112 pages.
Pédiatrie, par S. Laporte, G. Thouvenin, 2010, 2e édition, 288 pages.
Pneumologie, par C. Ozil, E. Xylinas, 2009, 120 pages.
Psychiatrie, par D. Ringuenet, C. Modenel, 2008, 168 pages.
Réanimation et éthique, par V. Chhor, H. Wucher, 2009, 96 pages
Rhumatologie, par C. Beaudouin, B. Guillaume, J. London, 2010, 176 pages.
Santé publique-Médecine légale, par N. Cocagne, L. Biard, M. Michel, 2010, 136 pages.
Urologie, par [Q. Pellenc, A. Tardieu, 2008, 128 pages.

Dans la collection *Carnets des ECN :*

Endocrinologie-Diabétologie, par A. Somogyi, C. Mathé, M.-L. Anciaux, 2006, 96 pages.

Dans la collection *Réviser et s'entrainer en DCEM :*

Endocrinologie - Diabétologie, par G. Minot-Skurnik, 2004, 144 pages.

Collection sous la direction de Frédéric LAMAZOU

Endocrinologie Diabétologie

Léopoldine Bricaire
Interne en DES d'endocrinologie
Conférencière d'internat à la conférence Laennec

Frédéric Lamazou
Chef de clinique à l'hôpital Antoine Béclère
Gynécologue obstétricien
DESC de médecine de la reproduction
Ancien conférencier d'internat à Laennec, Hermès et Kalifa

2e édition

ELSEVIER
MASSON

ISBN : 978-2-294-70995-1

Elsevier Masson SAS, 62, rue Camille-Desmoulins, 92442 Issy-les-Moulineaux cedex
www.elsevier-masson.fr

Avant-propos

Cette collection n'a pas pour objectif de remplacer vos polycopiés de cours. C'est une aide pour votre travail personnel. Avec un groupe de conférenciers nous avons fait une synthèse des annales de l'Internat et des ECN, et nous nous sommes aperçus que pour chaque item il n'est pas possible de vous interroger sur une multitude de questions : ce sont donc souvent les mêmes qui retombent. Seul « l'emballage » du dossier change : le terrain, les antécédents et les traitements personnels… Mais, dans le fond, les questions restent les mêmes et donc les réponses aussi. Nous avons sélectionné, par item, les questions qui sont déjà tombées et celles que nous avons jugées « tombables ». Nous vous fournissons les réponses les plus complètes possibles au niveau du contenu et sur le plan méthodologique. Le but est de vous montrer les points importants qu'il ne faut pas oublier et qui valent des points, et de vous montrer comment présenter vos réponses de façon à ce qu'elles soient claires pour vous et pour le correcteur. Une présentation claire et logique montre que vous avez compris ce que vous faites et que vous ne faites pas que réciter votre cours. De plus, n'oubliez pas que les correcteurs des ECN ont plusieurs milliers de copies à corriger dans un temps très court et qu'ils seront donc beaucoup plus réceptifs à une copie bien présentée qu'à une copie qui ressemble à un brouillon.

Ensuite, vient la rubrique « Le mot du conférencier » où nous vous donnons tous nos trucs, nous indiquons les pièges et les astuces des questions. Au besoin, nous faisons des rappels de cours sur les points qui posent problème aux étudiants lors de nos conférences. Nous essayons de vous montrer comment raisonner sur un sujet, quels sont les points qui doivent vous alerter. En bref, c'est une synthèse de tout ce que l'on dit en conférence.

En DCEM 2 et DCEM 3, ce livre va vous aider à faire vos fiches car vous pourrez y trouver les points importants des questions : cela vous évitera de recopier l'intégralité de votre livre sur vos fiches. Cela va également vous faire travailler votre méthodologie. Encore une fois, c'est un point que l'on juge très important. Vous devez vous forcer à bien écrire et à bien présenter vos dossiers dès le début, même quand vous faites des dossiers pour vous-même. Les bonnes habitudes sont dures à prendre mais les mauvaises sont dures à perdre ! Ne croyez pas que le jour des ECN, vous allez bien écrire, proprement, lisiblement, avec une super présentation. C'est faux, si vous le faites pour la première fois aux ECN, vous perdrez énormément de temps alors que si vous le faites dès le début cela deviendra instinctif et vous irez vite.

En DCEM 4, ce livre vous aidera pour vos derniers tours, pour vérifier qu'il ne vous manque pas de zéros et pour réciter pendant vos sous-colles. Enfin, il vous permettra de faire un dernier tour rapide des questions et de revoir les pièges et astuces grâce au « mot du conférencier ».

Les ECN sont une course d'endurance : ne partez pas en trombe, cela ne sert à rien, vous allez vous épuiser. Pas de panique, organisez-vous bien et prenez des moments de repos, vous travaillerez bien mieux ensuite. Profitez de vos stages pour apprendre tous les points pratiques et développer votre raisonnement clinique. Les ECN vous testent presque autant sur votre raisonnement que sur vos connaissances. Vous vous rendrez compte qu'en raisonnant sur un dossier sur lequel vous n'avez pas d'idées, en faisant du logique et du symptomatique, vous arriverez à avoir beaucoup plus de points que vous ne le pensez.

Profitez de vos conférences, ne révisez pas avant d'y aller, cela ne sert à rien : vous saurez répondre aux questions pendant la conférence, mais le lendemain vous en aurez oublié une grande partie. Vous devez tester votre mémoire à long terme et non votre mémoire immédiate, car c'est votre mémoire à long terme qui vous servira le jour des ECN. Même si vous n'avez pas révisé, allez aux conférences, en quelques heures vous traiterez plusieurs chapitres et vous retiendrez plein de choses. Lorsque vous ferez tranquillement ces questions vous comprendrez plus facilement et vous vous rendrez compte que finalement vous connaissez déjà pas mal de choses. Faites un maximum de dossiers, c'est le meilleur entraînement pour les ECN. Insistez sur les questions pénibles que personne n'aime (infections materno-fœtales, accueil d'une victime de violence sexuelle...), ce sont en général les dossiers « classants » quand ils tombent.

Bon courage ! Travaillez bien. Et encore une fois pas de panique, organisez-vous bien, prenez des pauses de temps en temps, et vous allez voir que ça va très bien se passer !

Frédéric LAMAZOU

Table des matières

Fiche de méthodologie

La présentation est très importante aux ECN : vous avez un cahier sans case, ce qui veut dire que vos réponses peuvent aller d'un mot à une voire deux pages. Devant une réponse longue, le correcteur, qui a environ deux mille copies à corriger, doit pouvoir trouver rapidement les mots-clés. Devant une copie mal écrite et mal présentée, un correcteur sera toujours plus sévère car il passera beaucoup plus de temps à essayer de déchiffrer les mots-clés et à les dénicher au milieu d'une page de texte sans aucune présentation.

Nous vous proposons donc une présentation type pour les principales questions que l'on peut vous poser aux ECN. Elle sera, bien entendu, à adapter au cas par cas. Utilisez les décalages, les tirets et écrivez les mots-clés en majuscules. Évitez les longues phrases. Entraînez-vous à le faire dès maintenant car ce n'est pas le jour des ECN, alors que vous serez stressé, que vous allez pouvoir changer votre manière de présenter votre dossier ou alors ce sera au prix d'une perte de temps considérable. À l'inverse, avec de l'entraînement, vous irez très vite en évitant les longues phrases, et les items seront plus clairs pour vous aussi lors de la relecture de votre dossier.

Réponse type : « Quel est votre diagnostic ? »

Le diagnostic est : XXXXX ± AIGU ou CHRONIQUE ± BÉNIN ou SÉVÈRE ± DU CÔTÉ DROIT ou GAUCHE ± COMPLIQUÉ ou NON car :

Terrain :

- présence de facteurs de risques :
- antécédents :

Histoire de la maladie :

-
-

Clinique :

-
-

Examens complémentaires :

- biologiques :
  -
  -

- imagerie :
  -
  -
- autres : cœlioscopie…

Signes de gravité :

-
-

Signes négatifs :

-
-

Compliqué de YYYY car :

- clinique :
- paraclinique :

Réponse type : « Quel bilan faites-vous ? »

Bilan à visée diagnostique :

- biologique :
  -
  -
- imagerie :
  -
  -

Bilan à visée étiologique :

- biologique :
  -
  -
- imagerie :
  -
  -

Bilan à la recherche de complications :

- biologique :
  -
  -
- imagerie :
  -
  -

Bilan pré-thérapeutique :

- biologique :
  -
  -

- imagerie :
  -
  -

Réponse type : « Quel est votre bilan en cancérologie ? »

Confirmation diagnostique = preuve histologique.
Bilan d'extension :

- locale (tumeur)
- régionale (ganglions)
- à distance (métastases)

Marqueurs cancéreux.
Bilan des autres complications.
Bilan préoperatoire, préchimiothérapie (+ conservation des ovocytes).

Réponse type : « Quel examen vous permet de faire le diagnostic ? »

Examen complémentaire :

- résultats attendus :
  -
  -
- signes de gravités :
  -
  -
- signes négatifs :
  -
  -

Réponse type : « Quel est votre traitement ? »

HOSPITALISATION ou non en service spécialisé
± URGENCE THÉRAPEUTIQUE ± PRONOSTIC VITAL ENGAGÉ ± PRONOSTIC FONCTIONNEL ENGAGÉ

Mise en condition du malade :

- ± repos au lit
- ± voie veineuse périphérique
- ± scope cardiotensionnel
- ± À JEUN

Traitement étiologique :

- traitement médical : CLASSE DU MÉDICAMENT : FAMILLE DU MÉDICAMENT : NOM DU GÉNÉRIQUE ± posologie VOIE D'ADMINISTRATION ± durée
- traitement chirurgical

Traitement symptomatique : CLASSE DU MÉDICAMENT : FAMILLE DU MÉDICAMENT : NOM DU GÉNÉRIQUE ± posologie VOIE D'ADMINISTRATION ± durée

Prévention des complications de décubitus :

- ± prévention des escarres
- ± kinésithérapie
- ± anticoagulant à dose préventive : héparine de bas poids moléculaire : ENOXAPARINE SODIQUE/LOVENOX SC

Surveillance :

- clinique :
  -
  -
- paraclinique :
  -
  -

Réponse type : « Quelle est votre prise en charge ? »

HOSPITALISATION ou non en service spécialisé

± URGENCE THÉRAPEUTIQUE ± PRONOSTIC VITAL ENGAGÉ ± PRONOSTIC FONCTIONNEL ENGAGÉ

Mise en condition du malade :

- ± repos au lit
- ± voie veineuse périphérique
- ± scope cardiotensionnel
- ± À JEUN

Bilan ± en urgence :

- biologique :
  -
  -
- imagerie :
  -
- bilan pré-thérapeutique
  -
  -

Traitement étiologique :

-
-

Traitement symptomatique :

-
-

Prévention des complications de décubitus :

- ± prévention des escarres
- ± kinésithérapie
- ± anticoagulant à dose préventive : héparine de bas poids moléculaire : ENOXAPARINE SODIQUE/LOVENOX SC

Surveillance :

- à court terme :
  - clinique :
  - paraclinique :
- à moyen et long terme
  - clinique :
  - paraclinique :

Prise en charge sociale :

- ± prise en charge à 100 %
- ± aide ménagère…

Faire un brouillon

Avant de parler du brouillon, juste un rappel : bien qu'on vous demande de rédiger vos réponses, souvenez-vous que VOUS ÊTES TOUJOURS NOTÉS PAR DES MOTS-CLÉS, que le correcteur doit trouver dans votre copie.
En fait, ce n'est pas au correcteur de les trouver mais à vous de les mettre en évidence pour être sûr qu'il ne les oubliera pas! Pour ce faire :

- ne soulignez pas (perte de temps et copie surchargée, surtout si vous écrivez petit)
- ÉCRIVEZ EN MAJUSCULES (les choses que vous savez ou que vous pensez importantes) :
  - bien plus VISIBLE;
  - et surtout bien plus LISIBLE (surtout si vous écrivez mal).

Je vous rappelle que c'est pour cette même raison que le nom des médicaments doit être écrit en MAJUSCULES sur les ordonnances et prescriptions.

Revenons à notre brouillon, qu'il est essentiel de faire le jour du concours mais, bien évidemment, il faut vous y entraîner avant.

En conférence, vous n'avez en général pas le temps de faire ce brouillon (dommage), il faut donc prendre l'habitude d'en faire quand vous faites des dossiers chez vous, aux concours blancs...

Le rôle du brouillon est de ne pas oublier les points importants, d'éviter les zéros à la question et surtout de ne pas tomber dans les pièges qui vous sont tendus. Ne rédigez pas vos réponses sur le brouillon, c'est une perte de temps.

Le brouillon doit être fait pendant la lecture de l'énoncé. Faites toujours attention à chaque mot, rien n'est jamais mis au hasard : si un antécédent ou un traitement est noté, vous devrez vous en servir.

Le brouillon que je vous conseille se divise en 4 parties.

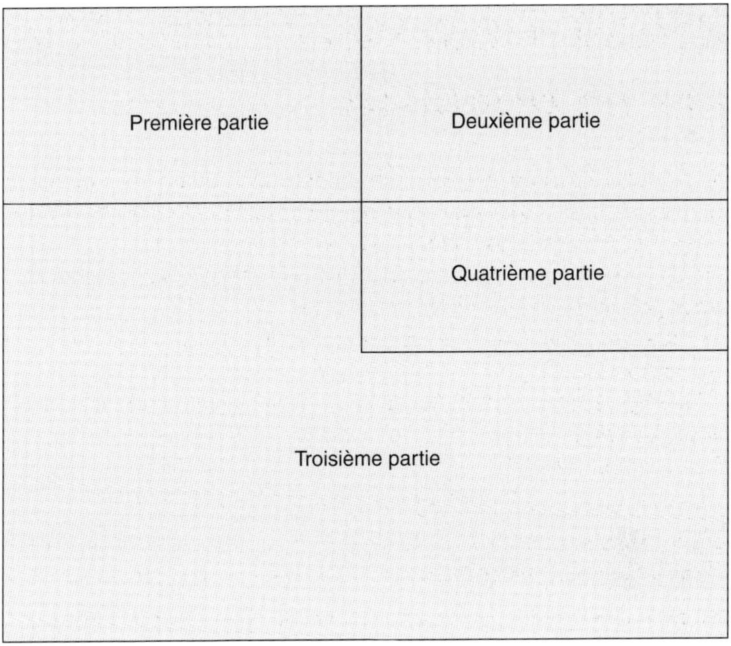

Première et deuxième parties :

Première partie = la lecture de l'énoncé : notez sur le brouillon les éléments clés comme le terrain, les antécédents, les traitements…

En face de chaque item, dans la deuxième partie, notez les mots-clés automatiques ou les points importants :

Exemple : *Madame H., âgée de 35 ans, vient consulter pour une douleur de la FID… On note dans ses antécédents une phlébite il y a 3 mois pour laquelle elle est encore sous Sintrom®, une salpingite à 20 ans et une maladie de Barlow. Elle fume un paquet de cigarettes par jour depuis quinze ans…*

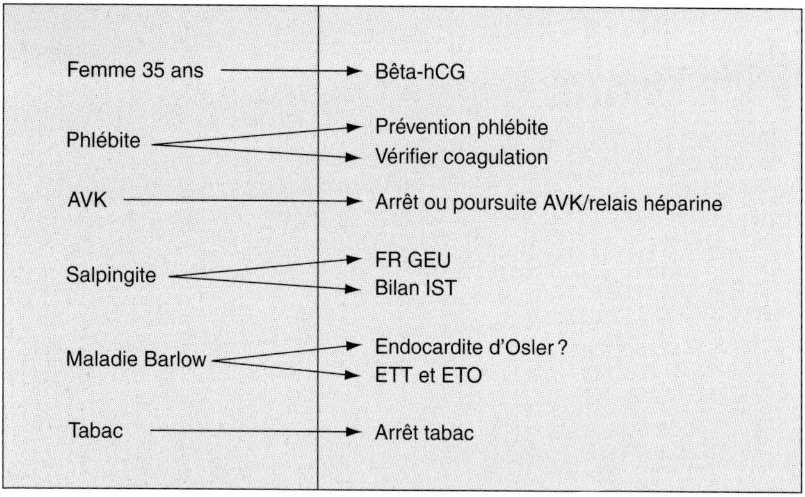

Première partie — Deuxième partie

Troisième partie :

Si vous êtes sûr du diagnostic, passez directement à la quatrième partie. Le plus souvent cela ne pose pas de problèmes, mais dans les cas où vous hésitez, faites cette partie.

Troisième partie = symptômes et examens complémentaires pour trouver le diagnostic : reportez tous ces éléments et reliez-les aux différents diagnostics possibles : le bon diagnostic sera celui vers lequel convergent toutes les flèches.

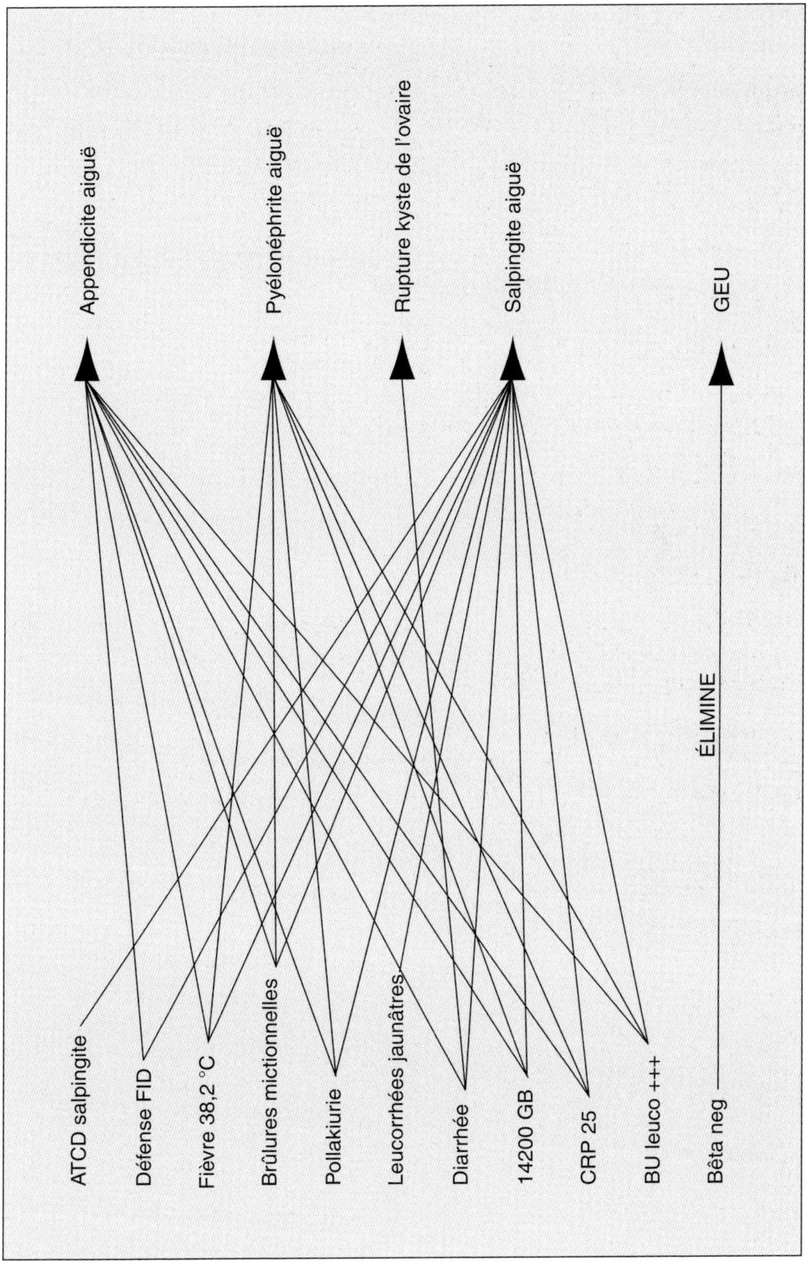
ATCD salpingite
Défense FID
Fièvre 38,2 °C
Brûlures mictionnelles
Pollakiurie
Leucorrhées jaunâtres
Diarrhée
14200 GB
CRP 25
BU leuco +++
Bêta neg
Appendicite aiguë
Pyélonéphrite aiguë
Rupture kyste de l'ovaire
Salpingite aiguë
GEU
ÉLIMINE

La *quatrième partie* est à mettre sous la deuxième, une fois le diagnostic posé : mettez-y tous les mots-clés que vous connaissez de la question

Ensuite, au fur et à mesure de la rédaction, à chaque fois que vous mettez un mot-clé dans les parties 2 et 4 dans une question, barrez-le sur votre brouillon.

Le brouillon va vous servir à nouveau au moment de la RELECTURE.

NE RELISEZ PAS VOS RÉPONSES = PERTE DE TEMPS.

En revanche, RELISEZ L'ÉNONCÉ (vérifiez que vous n'avez pas oublié une question ou une deuxième partie de question).

RELISEZ également VOTRE BROUILLON, il est là pour vous rappeler tous les pièges qui vous étaient tendus : au moment du traitement vous aviez par exemple oublié l'âge de la patiente et le fait qu'elle était mineure : vous rajoutez autorisation parentale à votre réponse traitement...

Liste des abréviations

ACFA	arythmie complète par fibrillation auriculaire
ACTH	*adrenocorticotrophic hormone*
ASAT	aspartate aminotransférase
ASP	abdomen sans préparation
AVC	accident vasculaire cérébral
hCG	*human chorionic gonadotrophin*
BK	bacille de Koch
CIVD	coagulation intravasculaire disséminée
CPK	créatine phosphokinase
CRH	*corticotropin releasing hormone*
DNID	diabète non insulinodépendant
FSH	hormone folliculostimulante
GH	*growth hormone*
GH-RH	*growth hormone-releasing hormone*
Gn-RH	*gonadotropin releasing hormone*
HBPM	héparine de bas poids moléculaire
HGPO	hyperglycémie provoquée par voie orale
HTA	hypertension artérielle
IDM	infarctus du myocarde
IDR	intradermoréaction
IGF1	*insulin-like growth factor 1*
IVD	intraveineux direct
IVSE	intraveineux à la seringue électrique
LH	hormone lutéinisante
LH-RH	*luteinizing hormone-releasing hormone*
MSH	hormone mélanotrope
NEM	néoplasie endocrinienne multiple
PAL	phosphatases alcalines
SAT-VAT	vaccin antitétanique : sérothérapie antitétanique
SC	sous-cutané
T3L	tri-iodo-3,5,3 thyronine sous forme libre
T4L	tetra-iodo-3,5,3 ,5 thyronine sous forme libre
TDM	tomodensitométrie
TG	triglycérides
TRAK	anticorps anti-récepteurs de la TSH
TRH	*thyrotropin releasing hormone*
TSH	*thyroid stimulating hormone*
UIV	urographie intraveineuse

ITEM 110

Besoins nutritionnels et apports alimentaires de l'adulte. Évaluation de l'état nutritionnel. Dénutrition

Objectifs : *Exposer les besoins nutritionnels de l'adulte, de la personne âgée, de la femme enceinte.*
Évaluer l'état nutritionnel d'un adulte sain et d'un adulte malade.
Mener une enquête alimentaire et prescrire un régime diététique (cf. item 179).
Argumenter la prise en charge d'une dénutrition.

Points clés

- **Apports énergétiques quotidiens moyens d'un adulte.**
- **Besoins chez le sujet âgé, mesures préventives.**
- **Supplémentations nécessaires chez la femme enceinte.**
- **Bilan devant une dénutrition et prise en charge.**

Besoins nutritionnels quotidiens de l'adulte

Apports énergétiques quotidiens :

- FEMME : 1 800 à 2 000 kcal/j ;
- HOMME : 2 250 à 3 400 kcal/j ;
- répartis en :
  - 15 à 20 % de protides d'origine animale et végétale,
  - 30 à 35 % de lipides dont 1/3 d'acides gras saturés, 1/3 d'acides gras mono-insaturés, 1/3 d'acides gras poly-insaturés,
  - 50 % de glucides.

Eau : 2,6 L/j :

- 1,3 L par les boissons ;
- 1 L dans l'alimentation ;
- 0,3 L synthétisé de façon endogène.

Particularités de la personne âgée

Tendance à diminuer les apports énergétiques mais besoins énergétiques non diminués par rapport à l'adulte.

Réduction des réserves nutritionnelles.

Apports énergétiques conseillés : au moins 30 à 35 kcal/kg de poids.

Besoins caloriques quotidiens en moyenne :

- FEMME : 1 800 kcal/j ;
- HOMME : 2 000 kcal/j ;
- avec :
  - besoins protéiques 1 g/kg/j, 50 % d'origine animale (fonte musculaire),
  - besoins en calcium majorés (perte osseuse) : 1 200 mg/j.

Encourager à boire malgré la perte de sensation de soif.

Particularités de la femme enceinte

Alimentation variée (riche en produits laitiers, fruits et légumes) et fractionnée (3 repas et 2 collations par jour).
Minimum 1 800 kcal/j pour croissance fœtale normale.
Au moins 1,5 L d'eau par jour.
Proscrire tabac et alcool.
Prise de poids normale : 1 kg par mois les 2 premiers trimestres, 500 g par semaine au 3e trimestre.
Prévenir les risques de :

- listériose : éviter fromages non pasteurisés, viandes et poissons crus, charcuteries à la coupe ;
- toxoplasmose (femme séro-négative) : bien cuire la viande, laver fruits et légumes, éviter tout contact avec les chats.

Suppléments :

- Fer : recommandé seulement si anémie ferriprive ;
- Acide folique :
  - 0,4 mg/j recommandé 1 mois avant conception et au 1er trimestre (éviter malformation tube neural),
  - 5 mg/j en cas d'antécédents d'anomalie du tube neural,
- Vitamine D : 1 ampoule 200 000 UI au 7e mois ;
- Iode : apports recommandés 100-200 μg/j pour développement optimal cérébral.

Conduite à tenir devant une dénutrition

Interrogatoire :

- habitudes alimentaires, régimes auto-prescrits ;
- niveau socio-économique, recherche d'une perte d'autonomie ;
- antécédents personnels, recherche de comorbidités : néoplasie ;
- retentissement du désordre nutritionnel : poids, capacités physiques et intellectuelles, libido, signes fonctionnels.

Évaluation de la prise alimentaire : ENQUÊTE NUTRITIONNELLE QUANTITATIVE ET QUALITATIVE (carnet alimentaire, consommation d'alcool, goûts et dégoûts).

Examen clinique :

- PESÉE ;
- INDICE DE MASSE CORPORELLE (dénutrition si $<18,5$) ;
- MESURES ANTHROPOMÉTRIQUES :
  - pli cutané évaluant la masse grasse,
  - périmètre musculaire évaluant la masse maigre,

- recherche de complications :
  - cardio-vasculaires : bradycardie, hypotension artérielle,
  - cutanéomuqueuses : mycose, ongles cassants, œdèmes, amyotrophie,
  - endocriniennes : aménorrhée, hypogonadisme.

Examens paracliniques :

- biologiques :
  - bilan standard : NFS-plaquettes, ionogramme sanguin, créatinine, calcémie, phosphorémie, TSHus, Glycémie, transaminases, Gamma-GT,
  - marqueurs de dénutrition : ALBUMINE, préalbumine, transferrine,
- morphologiques : impédancemétrie bioélectrique évaluant masse grasse/masse maigre.

Grilles d'évaluation :

- ÉVALUATION GLOBALE SUBJECTIVE ;
- *MINI-NUTRITIONAL ASSESSMENT* chez le sujet de plus de 65 ans.

Traitement de la dénutrition

- TRAITEMENT ÉTIOLOGIQUE SI POSSIBLE.
- CORRECTION DES TROUBLES HYDROÉLECTROLYTIQUES.
- ASSISTANCE NUTRITIONNELLE :
  - supplémentation diététique par voie orale (à privilégier) :
    - apports à haute teneur en protides et calories,
    - fractionner les repas,
    - modifier la texture des aliments,
    - utiliser si nécessaire des compléments nutritionnels liquides ;
  - nutrition entérale :
    - par sonde nasogastrique ou par gastro- ou jéjunostomie,
    - instillation continue d'un liquide nutritif pour une renutrition progressive : 50 kcal/kg/j ;
  - nutrition parentérale : SURVEILLANCE de la tolérance et de l'efficacité (poids, état nutritionnel, fiches alimentaires) du traitement.

Orientation étiologique devant un amaigrissement

Causes organiques :

- affections néoplasiques ;
- maladies digestives chroniques ;
- affections endocriniennes : hyperthyroïdie, diabète de type 1 décompensé ;
- maladies infectieuses : tuberculose, VIH, infection parasitaire ;
- défaillances viscérales : insuffisance cardiaque congestive, grande insuffisance respiratoire, insuffisance rénale évoluée ;
- prise de médicaments ;
- troubles de la mastication : édentation, xérostomie, troubles du goût ;
- maladies neurologiques : Parkinson, démences ;
- maladies systémiques : maladies inflammatoires aiguës ou chroniques.

Causes psychosociales :

- affections psychiatriques : dépression, anorexie mentale, syndrome anxieux isolé ;
- troubles psychosociaux : alcoolisme, isolement social, précarité.

Le mot du conférencier

Indications de la nutrition entérale

Il s'agit des conditions où le tube digestif est morphologiquement normal et fonctionnel :

- cadre nutritionnel : patient ne pouvant pas s'alimenter lui-même par la bouche ;
- cadre fonctionnel : obstacle œsophagien, fausses routes ;
- mise au repos du tube digestif : pancréatite aiguë, maladie de Crohn.

Indications de la nutrition parentérale

- Postopératoire immédiat.
- Réanimation médicale.
- Malabsorption majeure.
- Entéropathie diffuse.
- Colite sévère.
- Dénutrition sévère liée à un cancer.
- Syndrome occlusif chronique.

L'état nutritionnel doit toujours être régulièrement réévalué, la voie orale devant être favorisée et reprise dès que possible.

Si on vous pose une question de nutrition, pensez à systématiquement évoquer un RÉGIME ÉQUILIBRÉ de niveau calorique adapté au poids du patient et à ses besoins énergétiques (dépendant à la fois de la masse maigre mais aussi de la masse grasse) avec la règle des 20/30/50 (20 % de protides, 30 % de lipides, 50 % de glucides).

Chez le sujet âgé, il est important de réaliser que les besoins énergétiques ne sont pas diminués par rapport à un sujet d'âge moyen, à activité physique égale. Les personnes âgées ont tendance à diminuer leurs apports nutritionnels et ont des réserves nutritionnelles diminuées. Elles ont souvent tendance à exclure certains aliments du fait d'un mauvais état bucco-dentaire, de problèmes socio-économiques (faibles revenus, isolement). Sont actuellement recommandés des apports énergétiques équivalents aux dépenses de repos multipliées par un facteur 1,5 à 1,8. Les priorités sont de prévenir la malnutrition protéino-énergétique, la déshydratation, l'ostéoporose.

Chez la femme enceinte occidentalisée, les apports énergétiques sont le plus souvent suffisants avant la grossesse et ne requièrent pas d'adaptation. Il convient d'éviter les excès et les insuffisances et de penser à certains besoins spécifiques. La supplémentation en iode est très à la mode mais non remboursée et non recommandée de façon systématique en plus de l'alimentation.

Mots-clés

Régime équilibré
20 % protides
30 % lipides
50 % liquides
Femme enceinte : acide folique
uvédose 7e mois
Dénutrition : enquête nutritionnelle qualitative et quantitative

ITEM 111

Sport et santé : aptitude aux sports chez l'enfant et chez l'adulte. Besoins nutritionnels chez le sportif

Objectifs : *Conduire un examen médical d'aptitude au sport.*
Exposer les bénéfices et les inconvénients de la pratique sportive chez l'enfant et l'adulte.
Exposer les besoins nutritionnels chez le sportif enfant et chez le sportif adulte.
Argumenter les précautions et contre-indications à la pratique sportive intensive.

Points clés

- **Mener un interrogatoire et un examen physique ciblés.**
- **Savoir rédiger un certificat d'aptitude à la pratique d'un sport.**

Bénéfices de la pratique sportive

- Recommandations : activité physique 2-3 fois par semaine pendant 20 à 45 minutes mettant en jeu de fortes masses musculaires.
- Bénéfices :
  - chez l'adulte : cardio-vasculaire, respiratoire, squelettique, lutte contre l'ostéoporose ;
  - chez l'enfant : acquisition d'un capital santé optimal au seuil de la vie adulte, développement neuro-musculaire et du squelette.

Examen médical d'aptitude au sport

Il est orienté par le sport concerné, son niveau de pratique et le terrain. Il vise à rechercher des contre-indications.

Cardio-vasculaire :

- interrogatoire : recherche d'antécédents familiaux de mort subite, personnels et familiaux de malaise à l'effort, palpitations, douleurs thoraciques, d'intoxication tabagique, de maladies héréditaires, diabète, dyslipidémie, recherche de facteurs de risque cardio-vasculaire ;
- examen clinique : recherche d'un souffle organique, trouble du rythme, hypertension artérielle (HTA), fréquence cardiaque au repos et après 30 flexions des membres inférieurs ;
- examens complémentaires : au moindre doute à la clinique, surtout chez les plus de 40 ans (électrocardiogramme, épreuve d'effort, avis cardiologique).

Locomoteur : recherche d'anomalies osseuses, articulaires, tendineuses, musculaires.
Neurologique : recherche de vertiges, troubles de la conscience, épilepsie, affections neuropsychiatriques.
Ophtalmologique : pour les sports aériens.
ORL : pour les sports de plongée, recherche d'une perméabilité tubaire.
Buccodentaire : caries favorisées par l'alimentation sucrée des sportifs et participant à la survenue de tendinites.
Anomalies pondérales : obésité ou anorexie, à orienter vers une consultation spécialisée.

Besoins nutritionnels chez le sportif

Régime équilibré, riche en sels minéraux.
Majoration globale des besoins énergétiques en fonction :
- de l'intensité de l'effort;
- de la durée de l'effort;
- du niveau d'entraînement;
- de la température extérieure.

Besoins hydriques majorés (× 5-6 selon la température extérieure).

Certificat de non-contre-indication à la pratique d'un sport

- OBLIGATOIRE en France.
- Daté, signé, rédigé par un médecin thésé : « Je soussigné Dr …, après examen de M. …, déclare qu'il n'a pas été constaté de contre-indication à la pratique du … (*tel ou tel sport*) ».

Le mot du conférencier

Une activité physique est fortement recommandée de façon hebdomadaire de par ses bénéfices en matière de prévention cardiovasculaire, squelettique…
Cette question a essentiellement pour objectif de vous faire préciser comment bien cibler votre interrogatoire et votre examen physique selon le patient (avec ses antécédents et ses comorbidités), le sport choisi et son niveau de pratique. L'appareil à ne pas omettre est l'appareil cardio-vasculaire, évaluer quel que soit l'âge le risque de mort subite, évaluer les facteurs de risque associés, en cas de moindre doute savoir orienter le patient chez un spécialiste (du sport ou de la pathologie suspectée).
Il est indispensable de savoir rédiger un certificat d'aptitude sportive qui a une valeur légale et ne peut être rédigé que par un médecin thésé.

Mots-clés

Appareil cardio-vasculaire
Majoration des besoins énergétiques
Certificat d'aptitude

ITEM 267

Obésité de l'enfant et de l'adulte

Objectifs : *Diagnostiquer une obésité de l'enfant et de l'adulte.*
Argumenter l'attitude thérapeutique et planifier le suivi du patient.

Points clés

- **Savoir rechercher les complications et les prendre en charge.**
- **Individualiser la prise en charge.**

Diagnostic

Il est CLINIQUE :

- chez l'adulte :
  - INDICE DE MASSE CORPORELLE (IMC = poids/taille^2) ≥ 30 :
    - GRADE I, modéré : $30 \leq$ IMC < 35 ;
    - GRADE II, sévère : $35 \leq$ IMC < 40 ;
    - GRADE III, morbide : IMC ≥ 40 ;
  - l'adiposité abdominale est définie par le TOUR DE TAILLE :
    - homme > 94 cm ;
    - femme > 80 cm ;
- chez l'enfant : INDICE DE MASSE CORPORELLE > 97e percentile (en fonction de l'âge de l'enfant).

Facteurs de risque : obésité parentale, origine ethnique, REBOND D'ADIPOSITÉ PRÉCOCE (< 5 ans).

Objectifs thérapeutiques de l'obésité

Prise en charge GLOBALE la plus précoce possible, associant :

- TRAITEMENT DES COMPLICATIONS liées à l'obésité ;
- objectifs PSYCHOLOGIQUES ET SOCIAUX :
  - restaurer l'estime de soi,
  - lutte contre le rejet social ;
- objectifs pondéraux RÉALISTES ET INDIVIDUALISÉS, inscrits dans LA DURÉE : perte de 5 à 15 % du poids maximal sur 6 à 12 mois, à maintenir à long terme.

Évaluation pré-thérapeutique :

- date de début, poids-forme, histoire naturelle de la prise de poids ;
- recherche de facteurs étiologiques :
  - antécédents familiaux,
  - argument pour étiologie secondaire, prises médicamenteuses, facteurs déclenchants,
  - ENQUÊTE ALIMENTAIRE : évaluation QUANTITATIVE et QUALITATIVE,
  - degré d'ACTIVITÉ PHYSIQUE ;

- apprécier le CONTEXTE PSYCHOLOGIQUE :
  - troubles du comportement alimentaire,
  - syndrome dépressif, anxiété,
  - importance de la MOTIVATION PERSONNELLE +++.

Complications liées à l'obésité

Cardio-vasculaires :
- athéromateuses :
  - insuffisance coronarienne,
  - accidents vasculaires cérébraux ischémiques,
  - artérite oblitérante des membres inférieurs;
- hypertension artérielle et complications :
  - accidents vasculaires cérébraux hémorragiques,
  - rétinopathie hypertensive,
  - néphroangiosclérose,
  - cardiopathie hypertrophique;
- insuffisance cardiaque multifactorielle : ischémique, hypertensive, cœur pulmonaire chronique;
- insuffisance veineuse chronique : varices, ulcères veineux, phlébites, embolie pulmonaire.

Métaboliques :
- diabète de type 2 et diabète gestationnel;
- dyslipidémies de types IV et IIb;
- hyperuricémie.

Respiratoires :
- syndrome ventilatoire restrictif;
- syndrome d'apnée du sommeil;
- insuffisance respiratoire chronique.

Ostéoarticulaires :
- arthrose : gonarthrose +++, coxarthrose, arthrose vertébrale;
- lombalgies.

Digestives :
- stéatose hépatique;
- lithiases biliaires;
- reflux gastro-œsophagien.

Infectieuses :
- mycoses;
- érysipèle;
- infections urinaires.

Néoplasiques : cancers hormonodépendants (sein, endomètre, prostate), cancer du côlon.

Psychosociales :
- syndrome dépressif;
- troubles du comportement alimentaire;
- suicide.

Examens complémentaires systématiques en cas d'obésité de l'adulte

- Électrocardiogramme.
- Glycémie à jeun et postprandiale.
- Exploration des anomalies lipidiques : cholestérol total, triglycérides (TG), HDL-cholestérol et calcul du LDL-cholestérol.
- Uricémie, créatininémie.
- Bilan hépatique.

Les autres examens seront orientés par la symptomatologie clinique et le terrain associé.

Prise en charge thérapeutique

Elle doit être INDIVIDUALISÉE, MULTIDISCIPLINAIRE, EN AMBULATOIRE.

RÉGIME ALIMENTAIRE :
- adapté à chaque patient, tenue d'un CARNET ALIMENTAIRE ;
- lutte contre les troubles du comportement alimentaire ;
- HYPOCALORIQUE : réduction de 15 à 30 % des apports ;
- ÉQUILIBRÉ : 50 % de glucides, 30 % de lipides dont 1/3 d'acides gras saturés, 1/3 mono-insaturés et 1/3 poly-insaturés, 20 % de protides ;
- réparti en 3 repas/j, voire associés à 1 ou 2 collations ;
- apport hydrique de 1,5 L/j.

ACTIVITÉ PHYSIQUE :
- RÉGULIÈRE ;
- 30 minutes/j d'activité d'intensité modérée.

SOUTIEN PSYCHOLOGIQUE, amélioration de la qualité de vie.

SURVEILLANCE :
- INDIVIDUALISÉE de l'efficacité et de la tolérance du traitement ;
- toutes les 4 à 6 semaines les premiers mois.

MÉDICAMENTS uniquement en cas de :
- ÉCHEC DES MESURES PRÉCÉDENTES ;
- indice de masse corporelle >30 ;
- indice de masse corporelle >25 + anomalie clinique ou risque de morbidité élevé en rapport avec l'excès de poids.

CHIRURGIE BARIATRIQUE : DISCUSSION PLURIDISCIPLINAIRE :
- visant à perdre du poids, par un chirurgien formé et une équipe entraînée :
  - après une prise en charge médicale spécialisée bien conduite au moins un an en cas :
    - d'obésité résistante exposant à des complications importantes non contrôlées par le traitement médical,
    - d'indice de masse corporelle >40 ou >35 + complications ou comorbidités associées menaçant le pronostic vital et/ou fonctionnel ;
  - après ÉVALUATION PRÉOPÉRATOIRE MULTIDISCIPLINAIRE ;
  - après INFORMATION CLAIRE ET PRÉCISE sur les avantages, inconvénients, risques ;
- réparatrice : indiquée après un amaigrissement majeur.

Particularités de la prise en charge de l'obésité chez l'enfant

- Respect des besoins liés à la croissance.
- Lutter contre l'apparition d'effets secondaires comportementaux.
- Combattre la mise à l'écart de l'enfant obèse.
- Insérer la famille dans la démarche thérapeutique.
- Lutter précocement contre les comportements de sédentarité et le grignotage.
- Respecter au maximum les goûts de l'enfant.
- Médicaments amincissants interdits.

Prévention de l'obésité

- DANS LA POPULATION GÉNÉRALE, par des mesures d'éducation au cours de la scolarisation, par les organismes chargés de l'éducation pour la santé :
  - promotion de l'activité physique;
  - information nutritionnelle vraie.
- CHEZ LES SUJETS À RISQUE : information sur les facteurs pouvant entraîner une prise de poids excessive et les moyens d'y faire face.

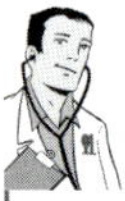

Le mot du conférencier

L'obésité est une maladie chronique évolutive qui constitue un problème de santé publique avec une prévalence ne cessant de croître en France et dans le monde chez l'adulte et chez l'enfant. Elle est multifactorielle résultant de l'expression d'une susceptibilité génétique associée à des facteurs environnementaux (alimentation, sédentarité).

L'obésité est associée à de nombreuses complications somatiques qu'il est indispensable de dépister et de prendre en charge mais aussi des complications **psychosociales** à ne pas négliger. La multidisciplinarité est de mise dans cette pathologie.

Retenez qu'il n'y a pas de régime diététique standard mais qu'il doit être prescrit de façon INDIVIDUALISÉE avec toujours une réduction des apports énergétiques totaux soit un **régime hypocalorique**.

L'objectif du traitement s'inscrit dans la DURÉE et nécessite un suivi en consultation régulier.

Chez l'enfant, l'obésité est un grand facteur de risque de pathologies cardio-vasculaires à l'âge adulte. Physiologiquement, l'IMC de l'enfant augmente la première année de sa vie puis diminue jusqu'à l'âge de 6 ans où l'on observe le rebond d'adiposité. Sa prise en charge ne doit pas interférer avec sa croissance et son développement. Il faut privilégier la lutte contre la sédentarité et la majoration de l'activité physique.

Pensez chez l'enfant, au cours du bilan initial, à éliminer une cause rare type SYNDROME GÉNÉTIQUE ou cause ENDOCRINIENNE.

Mots-clés

IMC ≥ 30 chez l'adulte
ou ≥ 97e percentile chez l'enfant
Dépister les complications
SOMATIQUES ET PSYCHOSOCIALES
Prise en charge MULTIDISCIPLINAIRE
INDIVIDUALISÉE
Enfant : ACTIVITÉ PHYSIQUE

ITEM 179

Prescription d'un régime diététique

Objectifs : Argumenter les facteurs favorisant l'adhésion aux régimes diététiques.
Principes de prescription des principaux régimes diététiques.

Points clés

- **Informer le patient pour favoriser l'observance.**
- **Prescrire un régime individualisé adapté à la pathologie du patient.**
- **Instaurer une surveillance régulière.**

Enquête alimentaire

- Évaluation de la ration calorique globale.
- Consommation d'alcool.
- Répartition des divers nutriments.
- Repérer les erreurs alimentaires.

Élaboration d'un régime personnalisé

Le régime diététique doit être personnalisé en fonction du terrain et des habitudes alimentaires, au cours d'une PRISE EN CHARGE MULTIDISCIPLINAIRE (associant nutritionniste, spécialiste, généraliste) et GLOBALE.

Il faut toujours proposer un régime RÉALISTE quant au suivi du patient en trouvant les arguments pour favoriser l'OBSERVANCE basée sur la MOTIVATION du patient.

L'INFORMATION du patient sur sa maladie, ses complications et les effets bénéfiques du régime sont les éléments clés afin de permettre au patient d'en prendre conscience et de se sentir investi.

Une surveillance régulière avec consultations de soutien favorisent l'observance.

Exemples de régimes particuliers

- Régime sans sel chez un hypertendu.
- Régime pauvre en sucres, alcool, hypocalorique en cas de dyslipidémie de type IV.
- Régime sans résidu en cas de nécessité de mise au repos du tube digestif, de préparation colique.
- Régime riche en fibres en cas de constipation ou diverticulose sigmoïdienne.
- Régime sans gluten en cas de maladie cœliaque.
- Régime hypo-uricémiant en cas de goutte.

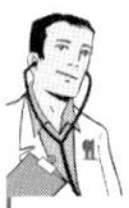

Le mot du conférencier

L'important dans une question de ce type est de montrer que vous savez INFORMER votre patient, lui expliquer les bénéfices du régime dans le cadre de sa pathologie et favoriser l'OBSERVANCE en établissant une prise en charge globale et INDIVIDUALISÉE.
Pour la prescription du régime spécifique en fonction de la pathologie, reportez-vous aux autres items mais pensez toujours à prendre en charge un patient dans sa globalité, c'est-à-dire avec tous ses facteurs de risque et toutes ses pathologies, et selon sa susceptibilité individuelle.

Mots-clés

Information
Prise en charge globale et individualisée
Observance

ITEM 130

Hypertension artérielle de l'adulte : hyperaldostéronisme primaire

Objectifs : *Expliquer l'épidémiologie, les principales causes et l'histoire naturelle de l'hypertension artérielle de l'adulte.*
Réaliser le bilan initial d'une hypertension artérielle de l'adulte.
Argumenter l'attitude thérapeutique et planifier le suivi du patient.
Décrire les principes de la prise en charge au long cours.

Points clés

- **Savoir évoquer un hyperaldostéronisme devant un bilan d'HTA.**
- **En connaître les causes et les prendre en charge.**

Chez qui rechercher un hyperaldostéronisme primaire ?

- Sujet jeune, ≤30 ans.
- Évaluation initiale en faveur d'une orientation étiologique (HYPOKALIÉMIE ou signes cliniques en rapport).
- HTA sévère d'emblée ≥180/110 mmHg.
- HTA d'aggravation rapide ou résistante au traitement.

Comment confirmer le diagnostic ?

La confirmation du diagnostic est BIOLOGIQUE = DOSAGE DE LA RÉNINE PLASMATIQUE ACTIVE et DE L'ALDOSTÉRONE PLASMATIQUE :

- après arrêt du traitement antihypertenseur depuis 2 semaines (sauf inhibiteurs calciques, antihypertenseur central et alphabloquant) et depuis 6 semaines pour la spironolactone;
- régime NORMOSODÉ depuis une semaine avec un apport de potassium de 3 à 4 g/j (natriurèse >100 mmol/24 h);
- prélèvement fait (en théorie) :
  - après une heure de décubitus,
  - après une heure d'orthostatisme,
  - le matin à jeun entre 8 heures et 10 heures;
- résultats attendus :
  - **rénine plasmatique effondrée** <5 mUI/L en décubitus non stimulée par l'orthostatisme,

- **aldostérone augmentée** >500 pmol/L couché, >555 pmol/L assis,
- **rapport aldostérone/rénine active augmenté** >64 pmol/mU à deux reprises (selon laboratoire!).

Diagnostic étiologique devant un hyperaldostéronisme primaire

Tests dynamiques (ils sont de moins en moins faits car non standardisés) :

- DOSAGE DE L'ALDOSTÉRONE PLASMATIQUE APRÈS 4 HEURES D'ORTHOSTATISME :
  - adénome surrénalien : aldostérone basse;
  - hyperplasie surrénalienne : aldostérone stable ou augmentée;
- TEST AU CAPTOPRIL :
  - adénome surrénalien : négatif;
  - hyperplasie surrénalienne : positif (rénine augmentée et aldostérone abaissée);
- ÉPREUVE DE SURCHARGE EN SEL (en pratique rarement réalisée car très dangereuse : attention chez le patient hypertendu!) :
  - adénome surrénalien : négatif;
  - hyperplasie surrénalienne : baisse de l'aldostérone.

Imagerie :

- SCANNER DES SURRÉNALES avec coupes chevauchantes après injection de produit de contraste : visualise l'adénome (unilatéral, hypodense, centimétrique), une hyperplasie bilatérale des surrénales, plus rarement un corticosurrénalome (nodule de grande taille, hétérogène). Il peut être normal en cas d'hyperplasie bilatérale des surrénales.
- Si scanner normal :
  - CATHÉTÉRISME VEINEUX DES SURRÉNALES mesurant les concentrations d'aldostérone et cortisol dans la veine cave inférieure et les 2 veines surrénales :
    - adénome : rapport aldostérone/cortisol 5 fois plus élevé du côté de l'adénome,
    - hyperplasie : pas de latéralisation.

Traitement de l'adénome surrénalien

- Traitement chirurgical au cours d'une hospitalisation :
  - SURRÉNALECTOMIE UNILATÉRALE;
  - après préparation préopératoire par spironolactone et correction de l'hypokaliémie.
- Surveillance.
- En cas d'hypertension artérielle résiduelle : le patient est mis sous spironolactone.

Traitement de l'hyperplasie des surrénales

- Traitement médical : DIURÉTIQUE ANTI-ALDOSTÉRONE (spironolactone).
- Surveillance.

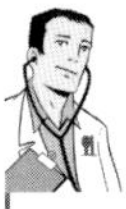

Le mot du conférencier

Il s'agit d'une question d'endocrinologie comprise dans la question « Hypertension artérielle de l'adulte » : À ÉVOQUER DEVANT TOUTE HTA ASSOCIÉE À UNE HYPOKALIÉMIE.

Petit rappel de physiologie

L'aldostérone agit sur le tube contourné distal du rein et entraîne :

- une réabsorption de sodium et d'eau, d'où l'hypervolémie et donc l'HTA ;
- une excrétion du potassium, d'où une hypokaliémie avec une hyperkaliurèse ;
- une excrétion de H^+ sous la forme de NH_4, d'où une alcalose métabolique.

Causes d'hyperaldostéronisme primaire

- Adénome surrénalien.
- Hyperplasie des surrénales.
- Hyperaldostéronisme suppressible par la dexaméthasone (rare ++).

Causes d'hyperaldostéronisme secondaire

- Sténose de l'artère rénale.
- Tumeur sécrétant de la rénine.
- HTA maligne.
- Insuffisance rénale chronique.
- Hypovolémie.
- Médicaments : laxatifs et diurétiques.
- Insuffisance cardiaque.
- Cirrhose.

Points clés à comprendre

- Une hypokaliémie avec une kaliurèse normale ou augmentée signe l'hyperaldostéronisme.
- Une rénine plasmatique active basse avec une aldostérone plasmatique élevée signe le caractère primitif de l'hyperaldostéronisme.
- La spironolactone est un anti-aldostérone et corrige donc l'hypertension artérielle et l'hypokaliémie.

Retenez que le diagnostic est biologique et que les dosages de rénine et d'aldostérone se font dans des laboratoires possédant les

techniques de dosage adaptées, avec conditions de prélèvements à respecter. Attention à vérifier l'apport sodique en contrôlant la natriurèse.
Pensez toujours à arrêter les antihypertenseurs pouvant interagir avec le système rénine-angiotensine-aldostérone et fausser les dosages.
La scintigraphie au iodocholestérol n'est plus réalisée. La tomodensitométrie des surrénales est l'examen clé. Le cathétérisme des surrénales, bien qu'examen de référence à visée étiologique, reste invasif et ne sera réalisé que dans les cas litigieux.

Mots-clés

HTA + hypokaliémie
Rénine basse, aldostérone élevée
Tomodensitométrie surrénalienne

ITEM 130

Hypertension artérielle de l'adulte : syndrome de Cushing

Objectifs : Expliquer l'épidémiologie, les principales causes et l'histoire naturelle de l'hypertension artérielle de l'adulte.
Réaliser le bilan initial d'une hypertension artérielle de l'adulte.
Argumenter l'attitude thérapeutique et planifier le suivi du patient.
Décrire les principes de la prise en charge au long cours.

Points clés

- **Évoquer un syndrome de Cushing devant un bilan d'HTA et le prendre en charge.**

Diagnostic

Clinique :

- morphotype évocateur :
  - obésité facio-tronculaire de type androïde,
  - visage bouffi, érythrose des pommettes,
  - comblement des creux sus-claviculaires,
  - bosse de bison;
- signes d'hypercatabolisme :
  - amyotrophie majeure,
  - fragilité cutanée,
  - retard de cicatrisation,
  - vergetures pourpres,
  - ostéoporose;
- signes d'hyperandrogénie :
  - hyperpilosité,
  - acné;
- hypertension artérielle;
- diabète;
- troubles psychiatriques et de la libido.

Paraclinique :

- NFS-plaquettes : hyperleucocytose, polyglobulie, lymphopénie et éosinopénie;
- ionogramme sanguin : hypokaliémie;
- glycémie : élevée;
- bilan lipidique : hypercholestérolémie et hypertriglycéridémie.

Endocrinologie-Diabétologie

Démarche diagnostique d'une maladie de Cushing

Tests de dépistage :

- DOSAGE DU CORTISOL URINAIRE OU FLU SUR 24 HEURES couplé à la créatininurie des 24 heures, >100 µg/24 heures (normes variables selon laboratoires) ;
- CORTISOL à MINUIT plasmatique en hospitalisation en absence de contraception, salivaire en ville : augmenté (>2 µg/dL) ;
- TEST DE FREINAGE MINUTE À LA DEXAMÉTHASONE (1 mg) : absence de freinage à moins 2 µg/dL (une réponse avec un freinage élimine un syndrome de Cushing).

Diagnostic de syndrome de Cushing : TEST DE FREINAGE FAIBLE À LA DEXAMÉTHASONE = absence de freinage. ⚠

Diagnostic de localisation : DOSAGE DE L'ACTH = normal ou augmenté.

Diagnostic de maladie de Cushing :

- TEST DE FREINAGE FORT (8 mg) À LA DEXAMÉTHASONE : présence d'un freinage.
- TEST au CRH et au MINIRIN : élévation de l'ACTH et secondairement du cortisol.
- IRM HYPOPHYSAIRE : visualise l'adénome dans 50 % des cas.
- CATHÉTÉRISME DES SINUS PÉTREUX : à discuter en cas de discussion chirurgicale et d'IRM normale.

Traitement

Hospitalisation en service spécialisé.

Traitement chirurgical :

- tumorectomie par voie transphénoïdale ;
- surveillance clinique et paraclinique du traitement ;
- efficacité du traitement : cortisol plasmatique à 8 h (insuffisance corticotrope postopératoire) ;
- absence de récidive :
  - FLU sur 24 heures,
  - cortisol à minuit,
  - ACTH plasmatique,
  - test de freinage à la dexaméthasone.

En cas d'échec du traitement chirurgical :

- traitement médical par Op'DDD (Mitotane®), kétoconazole et/ou métopyrone ;
- traitement hormonal substitutif : HYDROCORTISONE et 9-FLUOROCORTISONE ;
- surveillance : risque d'insuffisance surrénale aiguë au quinzième jour du traitement par Mitotane®.

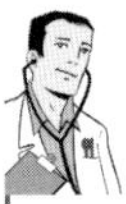

Le mot du conférencier

Encore une question de l'HTA de l'adulte et de l'adénome hypophysaire qui peut donner lieu à de beaux dossiers transversaux *via* les sécrétions paranéoplasiques dans le cadre d'un cancer bronchique à petites cellules.

Question complexe car souvent le syndrome de Cushing et la maladie de Cushing sont confondus : le syndrome de Cushing est un hypercortisolisme dont la maladie de Cushing est une des étiologies (la plus fréquente), en rapport avec une tumeur hypophysaire sécrétant de l'ACTH.

La prise en charge diagnostique reste souvent également un peu floue dans vos esprits. L'arbre diagnostique suivant devrait vous aider à y voir un peu plus clair :

Mots-clés

Morphotype cushingoïde
Signes d'hypercatabolisme
Syndrome ≠ maladie
Répéter les examens biologiques
Procéder par étape diagnostique puis étiologique

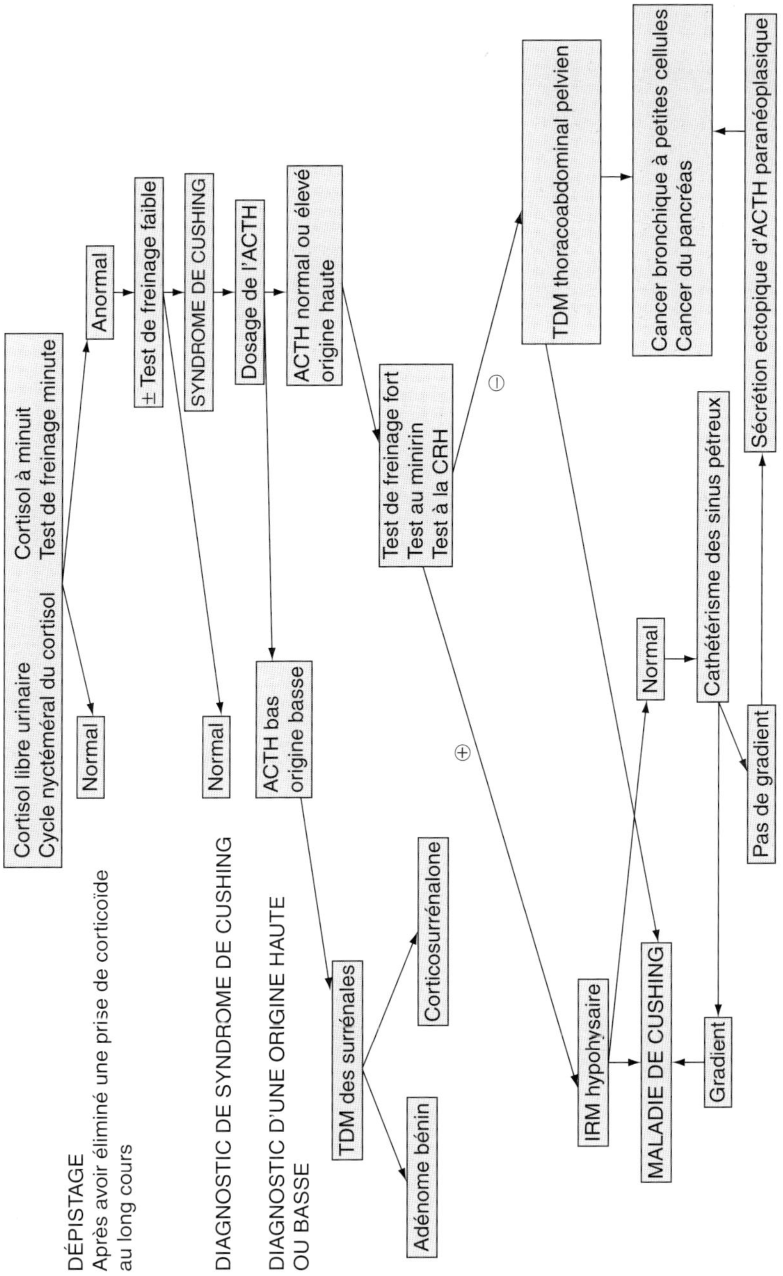

Figure 1 : Démarche diagnostique devant un hypercorticisme.

ITEM 130

Hypertension artérielle de l'adulte : phéochromocytome

Objectifs : *Expliquer l'épidémiologie, les principales causes et l'histoire naturelle de l'hypertension artérielle de l'adulte.*
Réaliser le bilan initial d'une hypertension artérielle de l'adulte.
Argumenter l'attitude thérapeutique et planifier le suivi du patient.
Décrire les principes de la prise en charge au long cours.

Points clés

- **Savoir évoquer un phéochromocytome au cours d'un bilan d'HTA.**
- **Savoir effectuer le bilan et sa prise en charge.**

Diagnostic

On évoque le diagnostic devant :

- HYPERTENSION ARTÉRIELLE PAROXYSTIQUE ou PERMANENTE associée parfois à une hypotension orthostatique caractéristique;
- malaises avec symptomatologie de la TRIADE DE MÉNARD + pâleur :
  - CÉPHALÉES PULSATILES,
  - SUEURS,
  - PALPITATIONS;
- la présence d'un facteur déclenchant (en pratique rarement retrouvé).

Comment confirmer le diagnostic?

C'est un DIAGNOSTIC BIOLOGIQUE : DOSAGE DES MÉTANÉPHRINES ET DES NORMÉTANÉPHRINES LIBRES PLASMATIQUES ou FRACTIONNÉES URINAIRES SUR 24 HEURES (exclure les médicaments interférant avec le métabolisme des catécholamines dans les 8 jours précédents : bêtabloquants, méthyldopa, antidépresseurs tricycliques), chez un patient au repos.

Bilan à la découverte d'un phéochromocytome

Bilan biologique :

- NFS-plaquettes;
- ionogramme sanguin et urinaire;
- glycémie à jeun : recherche intolérance au glucose, diabète.

Bilan de l'hypertension artérielle :

- glycémie ;
- kaliémie ;
- urée, créatininémie ;
- protéinurie des 24 heures ;
- bilan lipidique ;
- ECG ;
- fond d'œil et échocardiographie transthoracique (retentissement).

Bilan à la recherche d'une néoplasie endocrinienne multiple de type II (NEM II) :

- bilan phosphocalcique sanguin et urinaire ;
- dosage de la parathormone ;
- dosage de la calcitonine ± test à la pentagastrine ;
- recherche de la mutation du gène RET.

Bilan génétique :

Recherche mutation sur gènes NF1, VHL, SDHB, SDHC, SDHD selon phénotype

Localisation de la tumeur :

- IRM (aspect hyperintense en T2) ou SCANNER ABDOMINAL AVEC INJECTION DE PRODUIT DE CONTRASTE, AVEC DES COUPES SURRÉNALIENNES, PARAVERTÉBRALES, DE LA BIFURCATION AORTIQUE et de LA VESSIE ;
- SCINTIGRAPHIE À LA MÉTA-IODO-BENZYL-GUANIDINE (MIBG) après saturation de la thyroïde par du lugol, en première partie de cycle chez une femme en dehors de toute grossesse : recherche de localisations multiples, ectopiques, métastases.

Traitement

- Traitement chirurgical au cours d'une hospitalisation en service spécialisé = référence.
- Pronostic vital en jeu. Urgence thérapeutique. Surveillance rapprochée.
- ABLATION DU PHÉOCHROMOCYTOME APRÈS UNE PRÉPARATION MÉDICALE SOIGNEUSE = BLOCAGE ADRÉNERGIQUE SOIGNEUX PAR :
  - alpha/bêtabloquant : labétolol (Trandate®) ;
  - régime riche en sel ;
  - remplissage vasculaire per- et postopératoire ;
  - prise en charge postopératoire en réanimation chirurgicale (risque hypotension et hypoglycémie).
- Surveillance rapprochée pendant une semaine.
- Dosage des catécholamines urinaires à 1 semaine, 3 mois, 6 mois puis annuel.

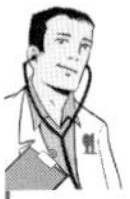

Le mot du conférencier

Question comprise dans la question HTA de l'adulte ; les parties « cardiologie » et « néphrologie » sont traitées dans leurs volumes propres. C'est une pathologie à évoquer systématiquement devant une HTA paroxystique avec ou sans hypertension artérielle sous-jacente, devant une HTA résistante au traitement bien conduit, chez des patients avec incidentalome surrénalien, chez des patients hypertendus diabétiques avec un indice de masse corporelle > 25 ou des patients porteurs d'une maladie génétique comme von Hippel-Lindau, neurofibromatose de type 1 ou NEM 2.
Erreur fréquente : oubli de la recherche de la NEM de type II. Pensez même en cas de phéochromocytome d'allure sporadique à effectuer une recherche de mutation de SDH surtout s'il s'agit d'un patient jeune. En pratique les mutations SDHB sont associées à des critères de malignité importants et un dépistage génétique s'impose.

Ne jamais faire de ponction sous scanner d'une masse surrénalienne sans avoir éliminé un phéochromocytome.

Toujours rechercher en préopératoire des localisations secondaires ou des métastases.

Mots-clés

- Triade de ménard + pâleur
- HTA paroxystique
- Hypotension artérielle associée
- Bilan génétique
- Scinti MIBG
- Préparation préopératoire

ITEM 220

Adénome hypophysaire

Objectif : Diagnostiquer un adénome hypophysaire.

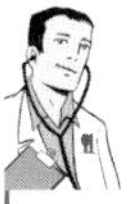

Le mot du conférencier

Grosse question que l'on va traiter séparément en distinguant :

- le syndrome de Cushing (fonction corticotrope) ;
- l'insuffisance antéhypophysaire ;
- l'acromégalie (fonction somatotrope) ;
- l'hyperprolactinémie.

Vous devez penser à l'adénome hypophysaire devant tout SYNDROME TUMORAL :

- CÉPHALÉES, nausées, vomissements ;
- RÉDUCTION DU CHAMP VISUEL : HÉMIANOPSIE BITEMPORALE le plus souvent ;
- atteinte oculo-motrice, diplopie.

Le diagnostic se fait par l'IRM HYPOPHYSAIRE.

Il peut être responsable :

- de syndromes d'hypersécrétion :
  - syndrome de Cushing,
  - hyperthyroïdie,
  - acromégalie,
  - hyperprolactinémie ;
- de syndromes d'hyposécrétion (insuffisance) :
  - insuffisance corticotrope,
  - insuffisance thyréotrope,
  - insuffisance gonadotrope,
  - insuffisance somatotrope.

L'ensemble de ces déficits est dénommé le panhypopituitarisme.

N'oubliez pas qu'il s'intègre dans les néoplasies endocriniennes multiples de type I ou syndrome de Wermer :

- hyperparathyroïdie ;
- adénome hypophysaire ;
- tumeur du pancréas endocrine.

L'IRM normale de l'hypophyse présente les caractéristiques suivantes :

- diamètre normal de l'hypophyse <9 mm ;
- glande strictement intrasellaire ;
- diaphragme sellaire horizontal ou concave vers le haut ;
- prise homogène de contraste après injection de gadolinium ;
- plancher sellaire régulier sans effraction osseuse ;
- tige pituitaire fine, médiane de face, oblique en bas et en avant de profil ;
- posthypophyse en hypersignal en arrière de l'antéhypophyse.

ITEM 220

Adénome hypophysaire : hyperprolactinémie

Objectif : Diagnostiquer un adénome hypophysaire.

Points clés

- **Diagnostiquer un prolactinome et connaître les grandes lignes de prise en charge.**
- **Connaître les différentes causes d'hyperprolactinémie.**

Diagnostic

Il est clinique :

- chez la femme :
  - aménorrhée, spanioménorrhée, infertilité,
  - GALACTORRHÉE spontanée ou provoquée;
- chez l'homme jeune : troubles de la libido, impuissance, infertilité, rare gynécomastie;
- en cas d'adénome : syndrome tumoral si macroadénome, syndrome de sécrétion associé dans le cadre d'adénome mixte (GH ou TSH) et signes d'insuffisance antéhypophysaire par altération des autres lignées (insuffisances gonadotrope +++, corticotrope, thyréotrope, somatotrope).

Bilan diagnostique

Toujours éliminer une grossesse : DOSAGE QUANTITATIF DES β-hCG PLASMATIQUES.

Exploration de l'axe lactotrope :

- DOSAGE DE LA PROLACTINE à tout moment : >20 ng/mL (2 dosages positifs).

Bilan des autres axes hypophysaires :

- exploration de l'axe thyréotrope :
  - dosage de T3L et T4L,
  - dosage de la TSHus;
- exploration de l'axe corticotrope :
  - ionogramme sanguin,
  - glycémie à jeun,
  - cortisolémie à 8 heures,
  - test au Synacthène® immédiat,
  - cycle nycthéméral du cortisol,
  - cortisol urinaire sur 24 heures;

- exploration de l'axe gonadotrope :
  - dosage de l'œstradiol,
  - dosage de la progestérone,
  - dosage de la testostérone totale,
  - dosage de la FSH et de la LH ;
- exploration de l'axe somatotrope :
  - dosage de l' IGF1,
  - GH sous hyperglycémie provoquée par voie orale (HGPO).

Imagerie :
- IRM hypophysaire ;
- étude du champ visuel.

Étiologies des hyperprolactinémies

- ADÉNOME À PROLACTINE.
- Déconnexion de la tige hypothalamo-hypophysaire.
- GROSSESSE.
- Hypothyroïdie (rare +++).
- Insuffisance hépatique sévère.
- Insuffisance rénale chronique.
- Médicamenteuse +++ :
  - NEUROLEPTIQUES ;
  - Primpéran® ;
  - carbamates ;
  - certains anti-épileptiques ;
  - antihypertenseurs : Aldomet® ;
  - antidépresseurs tricycliques et inhibiteurs sélectifs de la recapture de la sérotonine ;
  - œstroprogestatifs.

Traitement

Traitement médical de première intention : bromocriptine (Parlodel®) à dose progressivement croissante pendant 1 à 2 ans.

Mesures associées : contraception orale par microprogestatif ou pilule œstro-géno-progestative faiblement dosée.

Surveillance :
- dosage de la prolactine à 3 mois, puis tous les 6 mois, puis 3 mois après l'arrêt du traitement ;
- IRM hypophysaire à 1 an puis tous les 3 ans.

En cas de rechute : reprise du traitement ou traitement chirurgical par adénomectomie par voie transphénoïdale.

Complications liées au macroadénome hypophysaire

- Compression des voies optiques par extension supérieure.
- Obturation du foramen de Monroe par extension postérieure, à l'origine d'une hydrocéphalie et d'une hypertension intracrânienne.

- Destruction du plancher de la selle turcique : avec rhinorrhée de LCR et risque de méningites.
- Extension dans les sinus caverneux avec :
  - atteinte des nerfs oculomoteurs, en particulier du VII, à l'origine d'une diplopie horizontale ;
  - atteinte de la carotide ;
  - atteinte du nerf trijumeau.
- Épilepsie focale temporale par lésions des lobes temporaux.
- Insuffisance antéhypophysaire.

Le mot du conférencier

Sujet qui tombe quasiment toujours dans le cadre d'un adénome à prolactine. Connaissez bien les étiologies secondaires et les complications qui reviennent souvent (ne JAMAIS oublier de rechercher grossesse et prises médicamenteuses !). Les hypothyroïdies périphériques ne donnent que très rarement des hyperprolactinémies.

Vous devez y penser devant :

- toute irrégularité menstruelle chez une femme ;
- une impuissance chez un homme jeune.

Pensez à chercher une acromégalie qui, comme nous l'avons vu, est souvent associée dans le cadre d'un adénome mixte.

Le test de stimulation au TRH n'est plus réalisé.

Un des sujets que l'on peut vous poser est la prise en charge d'une grossesse chez une femme qui a un adénome à prolactine :

- tout d'abord, retenez que la bromocriptine n'a aucun effet tératogène et est la seule qui pour le moment à l'AMM chez la femme enceinte !
- s'il s'agit d'un microadénome :
  - arrêt du traitement médical,
  - surveillance clinique régulière avec réalisation d'un champ visuel et IRM au moindre doute clinique pouvant faire reprendre le traitement par bromocriptine ;
- s'il s'agit d'un macroadénome :
  - poursuite du Parlodel®,
  - tous les 3 mois ou en cas de syndrome tumoral : examen du champ visuel et IRM hypophysaire,
  - allaitement non possible ;
- ce n'est pas une contre-indication à un accouchement par voie basse ;

- l'allaitement peut être autorisé en cas de microadénome ne comprimant pas les voies optiques. Il se fera sous surveillance ophtalmologique.

N'oubliez pas de débuter une contraception en cas de traitement d'un adénome à prolactine car la reprise des cycles ovulatoires est très rapide et le risque de grossesse élevé. Les œstroprogestatifs faiblement dosés ne sont pas une contre-indication, ils ne font pas monter la prolactine.

Mots-clés

Troubles du cycle
Galactorrhée
Traitement médical

ITEM 220

Adénome hypophysaire : acromégalie

Objectif : Diagnostiquer un adénome hypophysaire.

Points clés

- **Savoir diagnostiquer une acromégalie sur le plan clinique et biologique.**
- **Savoir en rechercher les complications.**

Diagnostic

Clinique :

- dysmorphie craniofaciale :
  - peau épaissie, rides profondes,
  - saillies osseuses,
  - prognathisme;
- mains et pieds épaissis, doigts boudinés;
- cyphose dorsale et lordose lombaire;
- syndrome tumoral : céphalées et altération du champ visuel (hémianopsie bilatérale et dyschromatopsie rouge-vert);
- syndrome du canal carpien;
- ralentissement psychomoteur;
- hypertension artérielle.

Paraclinique :

- dosage de l'IGF1 : augmentée pour l'âge;
- test d'hyperglycémie provoquée orale : GH non freinable ou augmentation paradoxale = test de référence;
- IRM hypophysaire : adénome.

Complications de l'acromégalie

- Visuelles : cécité.
- Cardiaques :
  - HTA;
  - insuffisance cardiaque par cardiomyopathie hypertrophique.
- Endocriniennes :
  - intolérance au glucose, voire diabète;
  - hyperlipidémie de type IV.
- Neurologiques : compressions nerveuses (syndrome du canal carpien ++).
- Digestives : polypes et cancer du côlon.
- Respiratoires : syndrome d'apnée du sommeil.
- Rhumatologiques : arthropathies multiples.

Traitement (*a priori* hors programme)

Étiologique :

- traitement chirurgical de première intention après avoir éliminé ou traité une insuffisance corticotrope et/ou thyréotrope : ADÉNOMECTOMIE par voie transphénoïdale ;
- surveillance clinique et bilan biologique en postopératoire et à 3 mois :
  - dosage de l'IGF1,
  - dosage GH sous HGPO ;
- en cas d'échec ou chirurgie impossible :
  - traitement médical par ANALOGUE DE LA SOMATOSTATINE et/ou antagoniste de la GH si insuffisant,
  - radiothérapie hypophysaire.

Symptomatique :

- prise en charge des complications (diabète, HTA, SAS...) ;
- surveillance.

Le mot du conférencier

Question simple, peu de diagnostic différentiel. Peu de pièges mais pensez toujours, comme dans tout dossier sur une pathologie hypophysaire, à vérifier les autres axes. L'adénome peut comprimer, voire détruire les autres cellules et entraîner des déficits.

Il s'agit souvent d'un adénome mixte avec hyperprolactinémie associée (attention à bien différencier une sécrétion mixte où la prolactinémie est souvent très élevée d'un syndrome de déconnexion où elle sera plus basse, en général < 200 ng/ml).

Ce qui doit vous y faire penser, c'est bien sûr la dysmorphie faciale assez caractéristique. Il peut être compris dans la fin d'un diagnostic sur l'hypertension artérielle comme étiologie. Évoquez aussi ce diagnostic devant une présentation de syndrome tumoral car les acromégalies sont le plus souvent en rapport avec des macroadénomes hypophysaires souvent volumineux.

Le dosage de GH de base n'a aucune valeur diagnostique car la GH augmente de façon physiologique sous l'effet du stress et peut inversement être normale en cas d'acromégalie.

Il est très important dans l'acromégalie de bien penser à prendre en charge les complications liées à la maladie. Les causes les plus fréquentes de mortalité sont les pathologies cardiaques avec risque de cardiopathies hypertrophiques et troubles du rythme sévères.

Mots-clés

Syndrome dysmorphique
IGF1/GH sous HGPO
Complications cardiaques et métaboliques
Risque tumoral
Traitement chirurgical

ITEM 220

Adénome hypophysaire : insuffisance antéhypophysaire

Objectif : Diagnostiquer un adénome hypophysaire.

Points clés

- **Reconnaître les signes cliniques de panhypopituitarisme.**
- **En faire le diagnostic biologique.**
- **Prendre en charge les situations d'urgence thérapeutique.**

Diagnostic

Terrain : femme d'âge moyen (cas du syndrome de Sheehan).
Clinique :

- PÂLEUR D'ALBÂTRE;
- DÉPILATION;
- DÉPIGMENTATION;
- **signes d'insuffisance gonadotrope** :
  - atrophie des organes génitaux,
  - diminution des caractères sexuels secondaires,
  - baisse de la libido,
  - aménorrhée;
- **signes d'insuffisance thyréotrope** :
  - asthénie, apathie,
  - frilosité,
  - constipation,
  - bradycardie;
- **signes d'insuffisance corticotrope** :
  - hypotension artérielle,
  - fatigabilité,
  - asthénie,
  - dépilation axillopubienne;
- **signes de déficit somatotrope** :
  - diminution de la masse maigre,
  - augmentation de la masse grasse,
  - enfant : retard de croissance harmonieux.
- **signe négatif** : pas de mélanodermie;

Endocrinologie-Diabétologie

Exploration d'un panhypopituitarisme

Interrogatoire = anamnèse obstétricale :
- hémorragie de la délivrance;
- absence de montée laiteuse;
- absence de retour de couches.

Examen clinique : recherche de signes d'insuffisance antéhypophysaire (*cf. supra*).

Biologie :
- exploration de l'axe thyréotrope :
  - hypercholestérolémie,
  - dosage de T3L et T4L : basses,
  - dosage de la TSHus : normale, élevée, rarement basse;
- exploration de l'axe corticotrope :
  - ionogramme sanguin : hyponatrémie,
  - glycémie à jeun : hypoglycémie,
  - cortisolémie à 8 heures basse,
  - dosage de l'ACTH plasmatique : normal ou bas,
  - test au synacthène ordinaire : pas de réponse le plus souvent,
  - hypoglycémie insulinique si doute : absence d'élévation du cortisol,
  - test à la métopirone pour certitude diagnostique (contre-indication à l'hypoglycémie insulinique);
- exploration de l'axe gonadotrope :
  - dosage de l'œstradiol : bas,
  - dosage de la testostérone : basse,
  - dosage de la FSH et de la LH : basses,
  - test à la Gn-RH : pas de réponse;
- exploration de l'axe somatotrope :
  - test d'hypoglycémie insulinique : absence d'élévation de la GH;
- exploration de l'axe lactotrope : dosage de la prolactine plasmatique.

Imagerie :
- IRM HYPOPHYSAIRE, coupes pondérées en T1, T2, avant et après injection de gadolinium;
- étude du champ visuel.

Étiologies de panhypopituitarisme

- Causes tumorales : macroadénomes, nécrose d'un adénome hypophysaire, métastases intrasellaires.
- Causes vasculaires : maladie de Sheehan.
- Causes iatrogènes : chirurgie hypophysaire.
- Causes inflammatoires ou infectieuses : granulomes hypophysaires, hypophysites lymphocytaires, abcès.
- Hémochromatose : insuffisance gonadotrope isolée.
- Traumatismes.

Le mot du conférencier

Question difficile car elle mélange plusieurs pathologies, le risque est de n'en trouver qu'une et de se limiter à une seule, entraînant du coup une catastrophe sur l'intégralité du dossier. Aussi devant un déficit hormonal, posez-vous toujours la question d'un panhypopituitarisme, et repérez les signes caractéristiques de chaque pathologie.

Le syndrome de Sheehan en *post-partum* avec notion d'hémorragie de la délivrance ou de CIVD est un grand classique.

Le traitement n'est pas au programme, mais pensez qu'il s'agit d'une supplémentation de chaque déficit, avec les mêmes points importants sur l'éducation.

L'urgence est la prise en charge de l'insuffisance corticotrope.

Concernant le diagnostic d'insuffisance corticotrope, retenez que le test au synacthène immédiat n'est pas toujours discriminant et qu'il est le plus souvent nécessaire de réaliser un test plus efficace comme une hypoglycémie insulinique ou un test à la Métopirone® (induit un blocage de la 11-α hydroxylase). L'hypoglycémie insulinique est contre-indiquée chez les sujets âgés, les coronariens et les patients épileptiques ou présentant des déficits neurologiques.

Mots-clés

Anamnèse +++
Bilan de tous les axes hypothalamo-hypophysaires
Insuffisance corticotrope : urgence thérapeutique

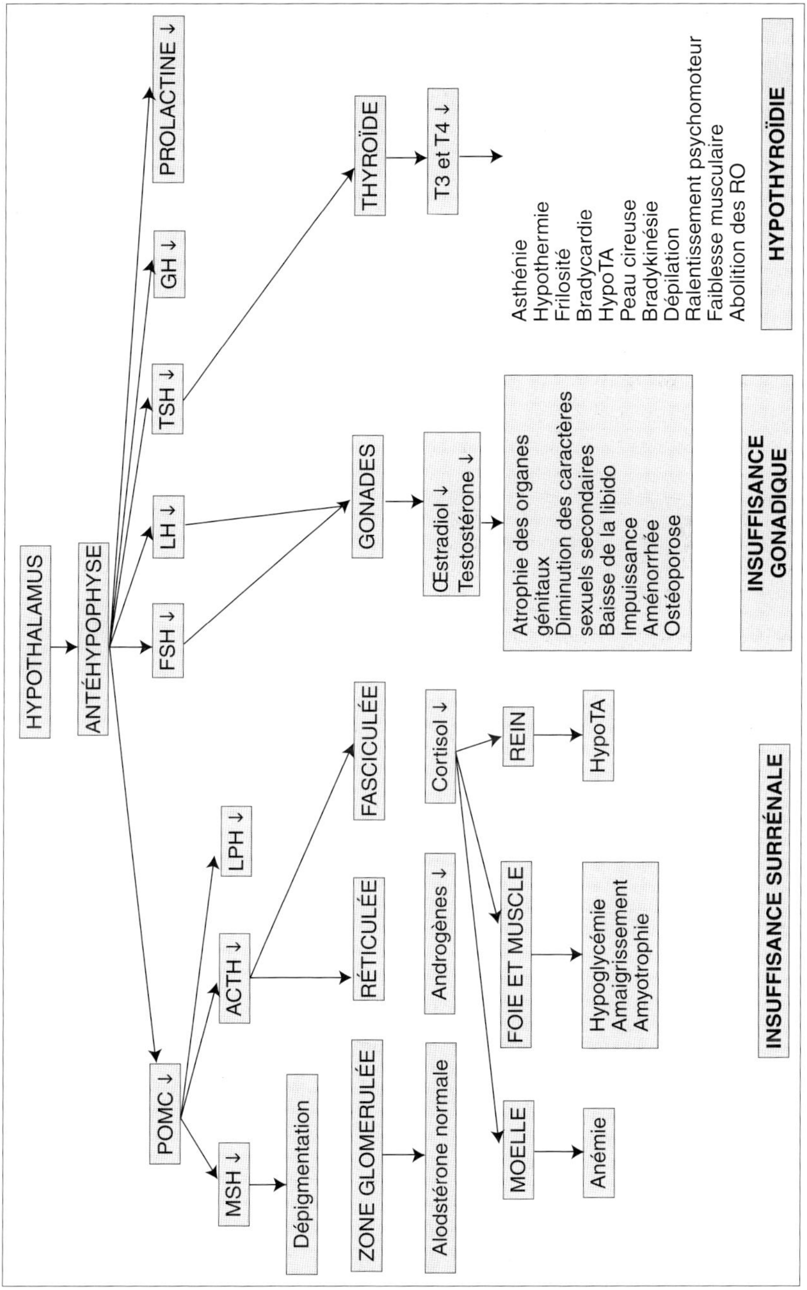

Figure 2 : Physiopathologie de l'insuffisance antéhypophysaire.

ITEM 233

Diabète : diabète de type 1

Objectifs : *Diagnostiquer un diabète chez l'enfant et chez l'adulte.*
Identifier les situations d'urgence et planifier leur prise en charge.
Argumenter l'attitude thérapeutique et planifier le suivi du patient.
Décrire les principes de la prise en charge au long cours.

Points clés :

- **Savoir reconnaître les signes cliniques révélant un diabète de type 1.**
- **Savoir en faire le diagnostic biologique et étiologique.**
- **Prendre en charge les complications aiguës et chroniques.**
- **Savoir organiser le suivi de cette pathologie chronique.**

Épidémiologie

- Prévalence de 0,25 pour 100 habitants en France.
- Le type 1 représente 15 % des diabètes.
- Incidence : 4/100 000 et 7,1/100 000 avant 15 ans.
- Prédisposition génétique.

Diagnostic

Terrain : adolescent, adulte jeune.

Clinique :

- début souvent brutal;
- SYNDROME CARDINAL :
  - POLYURIE,
  - POLYDYPSIE,
  - POLYPHAGIE,
  - AMAIGRISSEMENT;
- asthénie.

Paraclinique :

- soit 2 GLYCÉMIES À JEUN ≥1,26 g/L ou À TOUT MOMENT ≥2 g/L;
- soit 1 GLYCÉMIE À TOUT MOMENT ≥2 g/L associée à syndrome cardinal.

Bilan paraclinique à la découverte d'un diabète

Bilan à visée étiologique :

- abdomen sans préparation (ASP) (inutile si sujet jeune);
- échographie ou scanner pancréatique (inutile si sujet jeune);
- recherche des anti-GAD, anti-IA2, voire anti-îlots et anti-insuline en l'absence de traitement antérieur par de l'insuline;

- enquête familiale ;
- bilan thyroïdien ;
- ferritinémie.

Bilan à la recherche de complications :
- microangiopathies :
  - bilan ophtalmologique complet avec fond d'œil, test de l'acuité visuelle, voire angiographie à la fluorescéine si anomalies (rares au diagnostic),
  - urée, créatinine,
  - microalbuminurie des 24 heures si protéinurie des 24 heures normale et ECBU négatif ;
- macroangiopathies :
  - ECG de repos,
  - recherche d'autres facteurs de risque : bilan lipidique ;
- au cours de la surveillance au long cours et selon la symptomatologie :
  - ECG d'effort,
  - échographie cardiaque,
  - échographie Doppler des membres inférieurs et des troncs supra-aortiques ;
- examen des PIEDS : recherche de risque de mal perforant.

Traitement

Le traitement est débuté en milieu hospitalier.

Règles hygiéno-diététiques : ⚠
- régime normal, normocalorique équilibré, sauf en cas de surcharge pondérale ;
- 3 repas et 2 collations ;
- arrêt du tabac ;
- activité physique régulière ;
- prise en charge des autres facteurs de risque cardio-vasculaire.

Insulinothérapie :
- schéma optimal :
  - 1 injection d'insuline rapide 10 minutes avant chaque repas,
  - 1 injection d'insuline lente le soir et/ou le matin ;
- éviter comme points d'injection les zones soumises à une forte activité physique ;
- toujours la même zone à la même heure, en variant les points d'injection.

Éducation du patient sur : ⚠
- le diabète : maladies, risques et facteurs de décompensation ;
- l'insuline : conservation, injection et adaptation des doses en fonction des glycémies ;
- l'autosurveillance : carnet de surveillance des glycémies ;
- la diététique : index glycémique des aliments ;
- la conduite à tenir en cas de situation d'urgence : utilisation des bandelettes urinaires ;
- la conduite à tenir en cas d'activité physique, l'adaptation du traitement ;
- l'hygiène corporelle, en particulier au niveau des pieds ;
- les vaccinations : à jour, en particulier SAT-VAT, grippe.

Surveillance :

- journalière : glycémies capillaires ;
- hebdomadaire : poids ;
- trimestrielle par le médecin traitant : dosage de l'hémoglobine glyquée ;
- annuelle : hospitalisation en hôpital de jour pour bilan des complications.

Mesures sociales : prise en charge à 100 %.

Le mot du conférencier

Le diabète est un sujet qui tombe très souvent. Il s'agit d'une très grosse question mais finalement on ne peut pas vous poser beaucoup de questions. L'éducation et le bilan à la recherche de complications sont les points à connaître par cœur.

À l'internat, ce sont toujours des complications qui sont tombées, en particulier les hypoglycémies (*voir chapitre spécifique, page 65*).

Un petit rappel de physiologie

Le diabète de type 1 est de mécanisme auto-immun, avec une insulinite (destruction des cellules β des îlots de Langerhans).

Un petit piège classique

Le diabète peut se révéler par un tableau pseudo-chirurgical abdominal, surtout chez l'enfant : il s'agit le plus souvent d'une acidocétose. Alors méfiez-vous !

Un petit moyen mnémotechnique pour le traitement pour ne pas oublier de gros items = « **DIDS** » :

- **D** = Discipline ;
- **I** = Insulinothérapie ;
- **D** = Diététique ;
- **S** = Surveillance.

Quelques petites remarques importantes

- Indications des pompes à insuline :
  - diabète mal équilibré malgré 4 injections par jour d'insuline ;
  - déséquilibre glycémique ou diabète sévère pendant la grossesse ;
  - nécessité d'avoir un contrôle rapide et précis des glycémies, notamment en cas d'interventions chirurgicales lourdes ;
  - tentative de rémission ;
  - choix du patient.

- Médicaments diminuant l'effet de l'insuline :
  - glucocorticoïdes;
  - diurétiques thiazidiques;
  - œstroprogestatifs;
  - sympatomimétiques (d'où la contre-indication au salbutamol comme tocolytique chez la femme enceinte en menace d'accouchement prématuré).
- On peut vous demander d'adapter une insulinothérapie en fonction des glycémies capillaires.

Mots-clés

Sujet jeune, terrain auto-immun
Syndrome cardinal
Complications microangiopathiques
Complications macroangiopathiques
Pied
Prise en charge multidisciplinaire
Éducation
Règles hygiéno-diététiques
Insulinothérapie basal-bolus

ITEM 233

Diabète : diabète de type 2

Objectifs : *Diagnostiquer un diabète chez l'enfant et chez l'adulte.*
Identifier les situations d'urgence et planifier leur prise en charge.
Argumenter l'attitude thérapeutique et planifier le suivi du patient.
Décrire les principes de la prise en charge au long cours.

Points clés

- **Savoir dépister un diabète de type 2.**
- **Prendre en charge les complications aiguës et chroniques.**
- **Savoir organiser le suivi de cette pathologie chronique.**

Épidémiologie

- Prévalence : 2 à 2,5 %.
- Incidence multipliée par 8 ou 9 entre 70 et 79 ans.

Étiologies d'un diabète non insulinodépendant (DNID)

Diabète de type 2 :

- antécédents familiaux;
- obésité chez un sujet génétiquement prédisposé;
- enfants nés macrosomes;
- enfants nés d'une mère ayant fait un diabète gestationnel.

Diabète secondaire :

- pancréatite chronique calcifiante;
- hémochromatose;
- cancer du pancréas;
- mucoviscidose;
- acromégalie;
- hyperthyroïdie;
- syndrome de Cushing;
- syndrome de Conn;
- phéochromocytome;
- médicaments :
  - corticoïdes,
  - œstrogènes,
  - β-2-mimétiques,
  - progestatifs de synthèse,
  - médicaments hypokaliémants;
- génétique : diabète MODY, diabète mitochondrial.

Bilan à la découverte d'un DNID

Bilan à visée étiologique :

- guidé par la clinique;
- enquête familiale.

Bilan à la recherche de complications :

- microangiopathies :
  - bilan ophtalmologique complet avec fond d'œil, test de l'acuité visuelle, voire angiographie à la fluorescéine,
  - urée, créatininémie, uricémie,
  - protéinurie des 24 heures après un ECBU, microalbuminurie des 24 heures si normale,
  - électromyogramme avec mesure des vitesses de conduction nerveuse si symptômes (déficits sensitifs, anomalie du MONOFILAMENT);
- macroangiopathies :
  - ECG de repos et d'effort,
  - échographie cardiaque,
  - échographie Doppler des membres inférieurs et des troncs supra-aortiques,
  - recherche d'autres facteurs de risque cardio-vasculaires : bilan lipidique.

Traitement

Le traitement est débuté en milieu hospitalier.

Règles hygiéno-diététiques : ⚠

- régime normal, normocalorique équilibré sauf en cas de surcharge pondérale;
- si surcharge pondérale, suivi par une diététicienne : régime hypocalorique avec diminution de 30 % des rations habituelles. Exclusion des boissons alcoolisées et sucrées;
- 3 repas et 2 collations;
- arrêt du tabac;
- activité physique régulière;
- prise en charge des autres facteurs de risque cardio-vasculaire.

Antidiabétiques oraux, après 3 mois d'échec du régime :

- en l'absence de surcharge pondérale : SULFAMIDES HYPOGLYCÉMIANTS : (Daonil® ou Diamicron®), en augmentant progressivement les doses pour éviter les hypoglycémies;
- si surcharge pondérale : BIGUANIDES (metformine : Glucophage®);
- si insulinorésistance : GLITAZONES (Actos®);
- si insuffisamment contrôlé sous bi- ou trithérapie et désir de retarder insuline : INHIBITEURS DE DPP4 (Januvia®) ou AGONISTES DU GLP1 (Byetta®) surtout si surpoids;
- si le diabète devient insulinonécessitant : insulinothérapie (commencer par insuline lente au coucher).

Éducation du patient, sur : ⚠

- le diabète : maladies, risques et facteurs de décompensation;
- les contre-indications aux antidiabétiques oraux utilisés;
- l'insuline : conservation, injection et adaptation des doses en fonction des glycémies;
- l'autosurveillance : carnet de surveillance des glycémies;

- la diététique : pouvoir sucrant des aliments;
- la conduite à tenir en cas de situation d'urgence : utilisation des bandelettes urinaires;
- la conduite à tenir en cas d'activité physique;
- l'hygiène corporelle, en particulier au niveau des pieds;
- les vaccinations : à jour, en particulier SAT-VAT.

Surveillance :
- journalière : glycémies capillaires;
- hebdomadaire : poids;
- trimestrielle par le médecin traitant : dosage de l'hémoglobine glyquée;
- annuelle : hospitalisation en hôpital de jour pour bilan des complications.

Mesures sociales : prise en charge à 100 %, carte de diabétique.

Le mot du conférencier

Comme pour le diabète de type 1, ce sont surtout les complications qui tombent.

Quelques points clés

Les hypoglycémiants oraux sont contre-indiqués en cas :
- de grossesse;
- d'insuffisance hépatique;
- d'insuffisance rénale.

On n'associe jamais 2 hypoglycémiants d'une même famille et les sulfamides avec les glinides!

Pensez, dans un dossier où le patient est diabétique de type 2, à systématiquement vous poser l'indication de l'arrêt des antidiabétiques oraux et la mise sous insuline temporaire ou définitive.

Contre-indications aux biguanides +++

- Bloc opératoire (à arrêter 2 jours avant).
- Insuffisance cardiaque, respiratoire, hépatique ou rénale.
- Grossesse.
- UIV : injection de produit de contraste iodé (arrêt 2 jours avant, préparation par N-acétylcystéine : Mucomyst®).
- Âge >70 ans.
- Néphropathie.
- Infection/fièvre.
- Décompensation acidocétosique.
- Éthylisme.
- Soif, déshydratation.

Médicaments disponibles pour le traitement du diabète de type 2

- INSULINOSENSIBILISATEURS (action qu'en présence d'insuline) :
  - biguanides : metformine (Glucophage®, Stagid®) ;
  - glitazones : Avandia®, Actos®.
- INSULINOSÉCRÉTAGOGUES :
  - sulfamides hypoglycémiants (Daonil®, Diamicron®) ;
  - glinides : Novorm®, Diastabol®.
- INHIBITEURS DE L'ABSORPTION DU GLUCOSE (pas très efficaces) : inhibiteurs de l'alphagluconidase (Glucor®).
- AGONISTES DU GLP1 : exénatide/Byetta® en 2 injections sous-cutanées par jour à doses fixes.
- INHIBITEURS DE DPP4 : Januvia®.

Pensez toujours dans toute maladie chronique à la prise en charge sociale et psychologique. N'oubliez pas la prise en charge à 100 %, la carte de diabétique et le soutien psychologique.

Mots-clés

Sujet cinquantaine
Antécédents familiaux
Terrain cardio-vasculaire
Microangiopathies
Macroangiopathies
Éducation
Prise en charge à 100 %

ITEM 233

Diabète : complications chroniques

Objectifs : *Diagnostiquer un diabète chez l'enfant et chez l'adulte.*
Identifier les situations d'urgence et planifier leur prise en charge.
Argumenter l'attitude thérapeutique et planifier le suivi du patient.
Décrire les principes de la prise en charge au long cours.

Points clés

- **Reconnaître et prévenir les complications chroniques du diabète.**
- **Organiser le suivi de cette maladie chronique.**

Surveillance d'un diabète

Journalière par le patient : autosurveillance des glycémies capillaires.
Trimestrielle par le médecin traitant :

- éducation et observance du traitement, contrôle des surveillances glycémiques ;
- poids, tension artérielle, examen des pieds ;
- hémoglobine glyquée.

Annuelle par le médecin traitant ou spécialiste :

- interrogatoire :
  - éducation, observance, autosurveillance glycémique,
  - symptômes de complications cardio-vasculaires ou neurologiques,
  - contraception, désir de grossesse ;
- examen clinique complet, à la recherche de complications :
  - examen cardio-vasculaire : tension artérielle, fréquence cardiaque, palpation des pouls, recherche de souffles abdominaux, carotidiens, fémoraux,
  - examen des pieds,
  - examen neurologique : réflexes ostéotendineux, test au monofilament, diapason,
  - bandelette urinaire,
  - examen cutané, buccal, ORL ;
- paraclinique :
  - électrocardiogramme,
  - recherche de complications microangiopathiques,
    - bilan ophtalmologique complet avec fond d'œil, test de l'acuité visuelle, voire angiographie à la fluorescéine,
    - urée, créatininémie, uricémie, clairance de la créatinine,
    - protéinurie des 24 heures, ECBU, microalbuminurie si pas de protéinurie,

- recherche de complications macroangiopathiques :
  - ECG de repos et d'effort,
  - échographie cardiaque,
  - échographie Doppler des membres inférieurs et des troncs supra-aortiques,
  - recherche d'autres facteurs de risque : bilan lipidique à jeun.

Diagnostic d'un mal perforant plantaire

Terrain :
- sujet diabétique atteint de neuropathie;
- mauvais équilibre glycémique;
- voire artériopathie des membres inférieurs.

Clinique : ulcération indolore sur un point d'appui sur le sol ou la chaussure (première articulation métatarsienne, parfois quatrième ou cinquième, talon).

Prise en charge d'un mal perforant plantaire

Bilan en urgence :
- hémocultures périphériques, même en l'absence de fièvre;
- prélèvements bactériologiques locaux;
- radiographie du pied face et profil : recherche de signes d'ostéite;
- échographie Doppler des membres inférieurs : éliminer une origine artérielle.

Traitement :

En URGENCE, LE PRONOSTIC VITAL PEUT ÊTRE ENGAGÉ :
- PROPHYLAXIE ANTITÉTANIQUE;
- prévention des thromboses veineuses : héparine de bas poids moléculaire (HBPM);
- traitement curatif du mal perforant plantaire :
  - antisepsie locale,
  - arrêt de l'appui, mise en décharge jusqu'à fermeture complète de la plaie,
  - traitement chirurgical si nécessaire : parage, ablation des séquestres osseux,
  - antibiothérapie générale à large spectre prolongée, secondairement adaptée aux résultats des prélèvements,
  - INSULINOTHÉRAPIE SYSTÉMATIQUE pour obtention de l'équilibre diabétique;
- surveillance et éducation du malade;
- traitement préventif : examen quotidien soigneux des pieds par le patient, hygiène rigoureuse, ne pas marcher pieds nus, chaussures adaptées, pédicure.

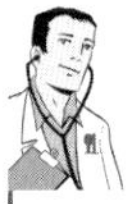

Le mot du conférencier

Les comas sont traités séparément car ce sont eux qui tombent aux ECN. Nous n'avons pas traité toutes les complications du diabète car beaucoup d'entre elles recoupent d'autres spécialités, notamment la cardiologie. Nous nous sommes donc concentrés sur les quelques points spécifiques que l'on pensait pouvoir tomber aux ECN, plutôt comme des questions au sein d'un dossier et non comme un dossier à part entière.

Petit rappel de cours

Les complications microangiopathiques sont :

- au niveau de la rétine : la rétinopathie diabétique, pensez toujours à rechercher un œdème maculaire, critère de gravité ;
- au niveau du rein :
  - néphropathie fonctionnelle,
  - néphropathie silencieuse,
  - néphropathie débutante,
  - néphropathie patente,
  - néphropathie terminale ;
- au niveau du système nerveux :
  - polynévrite,
  - multinévrite,
  - atrophie diabétique pseudomyopathique proximale,
  - neuropathie végétative.

Les complications macroangiopathiques sont, au niveau cardio-vasculaire :

- infarctus du myocarde (IDM) ;
- angor ;
- HTA ;
- artériopathie oblitérante des membres inférieurs ;
- athérosclérose cervicale avec risque d'accident vasculaire cérébral (AVC) ;
- impuissance.

Vous devez donc être parfaits sur la prise en charge des facteurs de risque cardio-vasculaire, notamment les dyslipidémies souvent associées.

Les objectifs du bilan lipidique chez les diabétiques sont :

- en l'absence d'autre facteur de risque, sans microangiopathie et si diabète depuis moins de 5 ans, LDL < 1,9 g/L ;
- en présence d'un facteur de risque additionnel, LDL < 1,6 g/L ;
- en présence d'au moins deux facteurs de risque additionnels à un diabète évoluant depuis moins de 10 ans, LDL < 1,3 g/L ;
- en prévention secondaire ou risque équivalent, LDL < 1 g/L.

Les objectifs tensionnels chez les patients diabétiques sont 130/80 mmHg.

Rappelez-vous que l'arrêt des biguanides est indispensable en cas : ⚠

- de menace d'IDM ;
- d'IDM ;
- 48 heures avant une coronographie.

Avec un relais par insulinothérapie IVSE à l'arrêt des biguanides.
Le pied diabétique est aussi important à connaître et « tombable » car il est fréquent et il peut engager le pronostic vital.

Mots-clés

Examen des pieds
Test au monofilament
Albuminurie dès 24 h
Fond d'œil/œdème maculaire
Électrocardiogramme de repos et épreuve d'effort
Dopplers artériels
Bilan lipidique

ITEM 233

Diabète : coma hyperosmolaire

Objectifs : Diagnostiquer un diabète chez l'enfant et chez l'adulte.
Identifier les situations d'urgence et planifier leur prise en charge.
Argumenter l'attitude thérapeutique et planifier le suivi du patient.
Décrire les principes de la prise en charge au long cours.

Points clés

- **Diagnostiquer un coma hyperosmolaire, connaître le terrain à risque.**
- **Prise en charge du coma hyperosmolaire.**

Diagnostic

Terrain :

- diabète de type 2 chez un sujet âgé;
- difficultés pour s'hydrater.

Présence d'un facteur déclenchant : toute cause de déshydratation.

Clinique :

- début progressif;
- asthénie croissante;
- syndrome polyuro-polydypsique;
- DÉSHYDRATATION GLOBALE MAJEURE, fièvre;
- troubles de conscience : OBNUBILATION, agitation, coma;
- TROUBLES NEUROLOGIQUES : crises convulsives;
- troubles digestifs.

Paraclinique :

- OSMOLARITÉ plasmatique >350 mosm/L;
- glycémie : hyperglycémie MAJEURE;
- bandelette urinaire : glycosurie massive;
- insuffisance rénale fonctionnelle;
- hyponatrémie souvent minimisée par l'hyperglycémie.

Signes négatifs :

- ABSENCE DE SIGNES RESPIRATOIRES : PAS DE DYSPNÉE DE KUSSMAUL;
- ABSENCE DE CÉTONURIE : ne dépasse pas 2 croix;
- ABSENCE D'ACIDOSE.

Bilan paraclinique

- EN URGENCE, ON N'ATTENDRA PAS LES RÉSULTATS POUR DÉBUTER LE TRAITEMENT :
  - groupe ABO, Rhésus, RAI;
  - NFS-plaquettes;

- ionogramme sanguin et urinaire ;
- bilan phosphocalcique ;
- GLYCÉMIE ;
- urée, créatininémie ;
- GAZ DU SANG.

- RECHERCHE DU FACTEUR DÉCLENCHANT : ⚠
  - dosage des ENZYMES CARDIAQUES ;
  - ECG ;
  - HÉMOCULTURES PÉRIPHÉRIQUES RÉPÉTÉES ;
  - ECBU ;
  - RADIOGRAPHIE DU THORAX ;
  - AMYLASÉMIE et LIPASÉMIE.

Traitement

- URGENCE THÉRAPEUTIQUE : PRONOSTIC VITAL ENGAGÉ.
- Hospitalisation en unité de soins intensifs.

Mise en condition du malade :

- voie veineuse périphérique ;
- voie centrale si choc ;
- sonde urinaire ;
- sonde gastrique ;
- monitoring cardiotensionnel avec oxymétrie de pouls ;
- oxygénothérapie par voie nasale.

Réhydratation et rééquilibration hydroélectrique +++ : ⚠

- si choc : Plasmion® 500 cc ;
- sinon : SÉRUM PHYSIOLOGIQUE : 1 L en 1 heure, puis 1 L en 2 heures, puis 1 L en 3 heures, puis SÉRUM GLUCOSÉ 2,5 % avec 2 g deNaCl ± 2 g de KCl après ECG et en fonction de la kaliémie ;
- quantité totale : 10 à 12 L par 24 heures ;

Insulinothérapie :

- INSULINE RAPIDE IVSE adaptée aux glycémies capillaires ;
- PRISE EN CHARGE DU FACTEUR DÉCLENCHANT : antibiothérapie en cas de fièvre.

Prévention des complications de décubitus :

- nursing ;
- anticoagulant : HBPM (Lovenox®).

Surveillance :

- horaire :
  - fréquence cardiaque,
  - fréquence respiratoire,
  - tension artérielle,
  - conscience,
  - diurèse,
  - bandelette urinaire : cétonurie,
  - GLYCÉMIE ;

- toutes les 4 heures :
  - examen cardiopulmonaire,
  - ionogramme sanguin,
  - urée, créatininémie,
  - ECG,
  - gaz du sang.

Prévention d'une récidive :

- dépistage des hyperglycémies ;
- s'assurer de la bonne hydratation des sujets âgés ;
- prévention des facteurs déclenchants ;
- relais insuline précoce si le traitement oral est insuffisant ;
- VACCIN CONTRE LA GRIPPE et LE PNEUMOCOQUE.

Complications

- DÉCÈS : 20 % SOUS TRAITEMENT.
- Insuffisance rénale organique.
- Ulcère de stress avec hémorragie digestive.
- Thrombose veineuse profonde.
- Coagulation intravasculaire disséminée (CIVD).
- Rhabdomyolyse.
- Pancréatite aiguë.
- Séquelles neurologiques.
- Hypo/hyperkaliémie avec troubles du rythme cardiaque.
- Syndrome de détresse respiratoire aigu.
- Œdème cérébral.

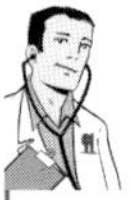

Le mot du conférencier

Dossier pas encore tombé. Ce diagnostic est rare mais il faut y penser chez un sujet âgé déshydraté et diabétique de type II.
S'il tombe, vous pouvez être sûr que vous devrez calculer l'osmolarité vous-même. Pensez bien à corriger la natrémie.

Petit rappel :

- Il existe 2 formules pour calculer l'osmolarité (les deux sont bonnes) :
  - osmolarité = $(Na^+ + 13) \times 2$ + glycémie (en mmol/L) ;
  - ou osmolarité = $[(Na^+ + K^+) \times 2]$ + glycémie (en mmol/L) + urée.
- Natrémie corrigée = natrémie observée + (glycémie en mmol/L – 5)/2.

Comme vous pouvez le constater dans le schéma de la physiopathologie du coma hyperosmolaire (fig. 3), il y a une base d'insuline

qui permet de faire passer le glucose en quantité suffisante pour bloquer la lipolyse et donc l'acidose, mais c'est insuffisant devant l'ampleur de l'hyperglycémie. Ensuite, c'est un cercle vicieux, à partir du moment où la personne ne peut pas boire, avec une aggravation progressive vers une déshydratation majeure puis le décès du patient.
Comme dans l'acidocétose, un des points importants du dossier est le facteur déclenchant à identifier et à traiter.
Sinon, il y a peu de réflexion, c'est hélas le genre de questions où c'est le «par cœur» qui prime, avec une touche de méthodologie bien faite pour avoir quelques points en plus.

Mots-clés

Sujet âgé
Déshydratation majeure
Pronostic mauvais
Urgence thérapeutique

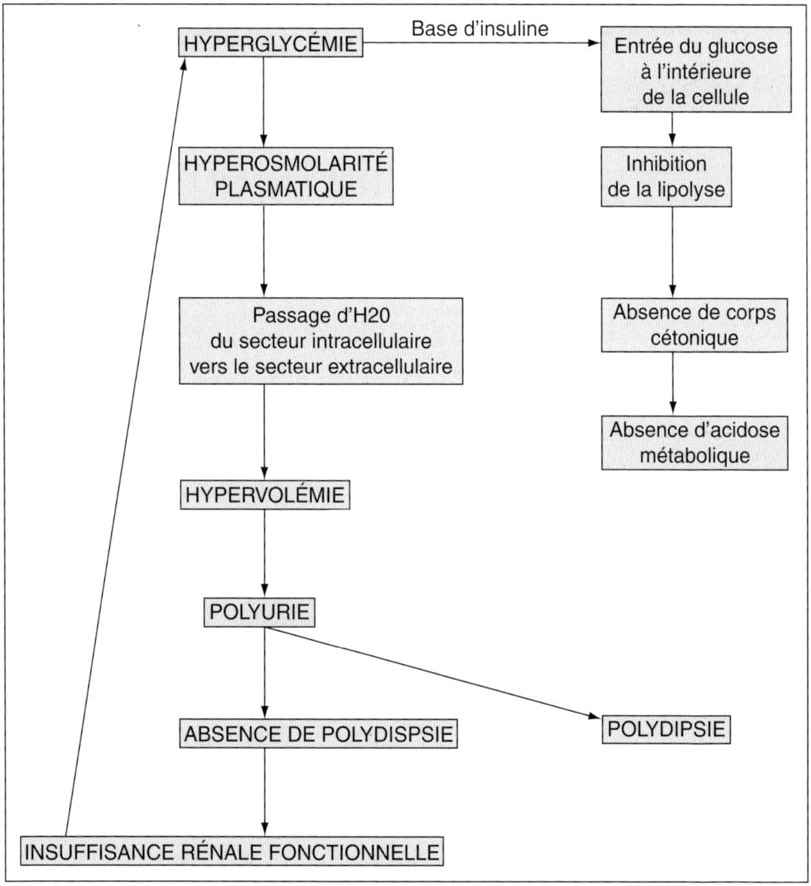

Figure 3 : Physiopathologie du coma hyperosmolaire.

ITEM 233

Diabète : coma acidocétosique

Objectifs : Diagnostiquer un diabète chez l'enfant et chez l'adulte.
Identifier les situations d'urgence et planifier leur prise en charge.
Argumenter l'attitude thérapeutique et planifier le suivi du patient.
Décrire les principes de la prise en charge au long cours.

Points clés

- **Savoir diagnostiquer une acido-cétose diabétique.**
- **En rechercher le facteur déclenchant.**
- **Instaurer un traitement en urgence.**
- **Prévenir la récidive.**

Diagnostic

Terrain : diabète connu ou suspicion de syndrome cardinal préexistant.

Clinique :

- OBNUBILATION;
- si coma : aréflexique sans signe de localisation;
- DÉSHYDRATATION GLOBALE;
- POLYPNÉE SUPERFICIELLE À 4 TEMPS DE KUSSMAUL bruyante, avec HALEINE CÉTONIQUE;
- troubles digestifs : vomissements, douleurs abdominales, diarrhée;
- myalgies;
- signes en faveur d'un FACTEUR DÉCLENCHANT.

Biologie :

- glycémie : hyperglycémie majeure;
- bandelette urinaire : glycosurie avec CÉTONURIE MASSIVE;
- gaz du sang : ACIDOSE MÉTABOLIQUE avec bicarbonates effondrés;
- ionogramme sanguin : hyponatrémie et hyperkaliémie;
- urée, créatininémie : insuffisance rénale fonctionnelle.

Facteurs déclenchants

- ERREUR DIÉTÉTIQUE.
- ERREUR DE TRAITEMENT +++ : ARRÊT DU TRAITEMENT, sous dosage en insuline.
- INFECTIONS ++ : en particulier la grippe.
- Maladie sous-jacente.
- Stress physique.
- Stress psychologique.

- GROSSESSE.
- Médicaments :
  - DIURÉTIQUES THIAZIDIQUES ;
  - corticoïdes ;
  - sympathomimétiques.
- INFARCTUS DU MYOCARDE.

Bilan paraclinique

- EN URGENCE, le traitement sera débuté sans en attendre les résultats : ⚠
  - NFS-plaquettes ;
  - ionogramme sanguin et urinaire ;
  - bilan phosphocalcique ;
  - GLYCÉMIE ;
  - urée, créatininémie ;
  - GAZ DU SANG ;
  - ECG : retentissement de l'hyperkaliémie.
- RECHERCHE DU FACTEUR DÉCLENCHANT : ⚠
  - dosage des ENZYMES CARDIAQUES ;
  - ECG ;
  - HÉMOCULTURES PÉRIPHÉRIQUES RÉPÉTÉES ;
  - ECBU ;
  - RADIOGRAPHIE DU THORAX ;
  - AMYLASÉMIE et LIPASÉMIE.

Traitement

- URGENCE THÉRAPEUTIQUE : PRONOSTIC VITAL ENGAGÉ.
- Hospitalisation en UNITÉ DE SOINS INTENSIFS.

Mise en condition du malade :

- voie veineuse périphérique ;
- voie centrale en cas de choc ;
- sonde urinaire ;
- sonde gastrique en aspiration douce ;
- monitoring cardiotensionnel avec oxymétrie de pouls ;
- oxygénothérapie nasale.

Rééquilibration hydroélectrique, adaptée à la tension artérielle :

- si choc : Plasmion® ;
- si acidose sévère <7,10 : bicarbonate isotonique 14 % ;
- sinon : SÉRUM PHYSIOLOGIQUE, 1 L/heure pendant les 2 à 3 premières heures ;
- apport de potassium immédiat malgré une kaliémie normale, sauf en cas d'anomalies à l'électrocardiogramme, attendre 2-3 heures. ⚠

Insulinothérapie :

- bolus de 10 unités IVD ;
- INSULINE RAPIDE IVSE : 10 unités par heure jusqu'à disparition de la cétonurie.

Traitement du facteur déclenchant +++.

Prévention des complications de décubitus :

- anticoagulants : HBPM SC ;
- nursing ;
- prévention de l'ulcère de stress : inhibiteur de la pompe à protons (Mopral®).

Surveillance :

- clinique et paraclinique de l'efficacité et de la tolérance du traitement et de l'absence de survenue de complications ;
- à distance : ÉDUCATION DU MALADE et mise en place d'un TRAITEMENT DE FOND DE SON DIABÈTE.

Surveillance

Horaire :

- fréquence cardiaque ;
- fréquence respiratoire ;
- tension artérielle ;
- conscience ;
- diurèse ;
- bandelette urinaire : cétonurie ;
- GLYCÉMIE capillaire.

Toutes les 4 heures :

- examen cardiopulmonaire ;
- ionogramme sanguin : kaliémie ;
- urée, créatininémie ;
- ECG ;
- gaz du sang.

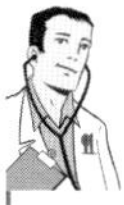

Le mot du conférencier

Sujet souvent tombé, mélangé avec des questions de néphrologie sur le trou anionique et l'étude d'une acidose.

Petit rappel : trou anionique = $(Na^+) - [(Cl^-) + (HCO_3^-)]$: normal entre 10 et 12.

Petit rappel de physiologie simple : il y a une **carence en insuline**, donc le glucose ne rentre plus dans les cellules. En réaction se produit une activation de la glycogénolyse, de la néoglucogenèse par le foie, mais persiste une résistance périphérique à l'entrée du glucose dans les tissus normalement insulinosensibles.

La lipolyse accrue entraîne également la libération d'acides gras transformés en corps cétoniques par le foie.

L'ionisation des acides cétoniques entraîne une acidose métabolique.

L'hyperkaliémie est une fausse hyperkaliémie liée à l'acidose à l'origine d'une sortie du potassium intracellulaire dans le milieu extracellulaire et à l'insuffisance rénale. La correction de l'acidose et l'insulinothérapie entraîne une rentrée rapide du potassium dans la cellule. Il convient donc absolument de supplémenter en potassium.

La surveillance permettant de signer la guérison est la disparition de la cétonurie et non de la glycosurie. ⚠

Pensez toujours au **facteur déclenchant** : il y en a toujours un. Passer à côté peut vous valoir un zéro à une ou deux questions.

Ensuite les pièges :

- 20 % des acidocétoses sont révélatrices d'un diabète méconnu (à l'ENC, diabète de type 2).
- L'acidocétose peut se présenter sous la forme d'un tableau pseudoappendiculaire, donc : TOUTE DOULEUR ABDOMINALE CHEZ UN DIABÉTIQUE DOIT FAIRE RECHERCHER UNE ACIDOCÉTOSE !
- Toujours chercher un IDM qui peut être silencieux.

Mots-clés

Haleine cétosique
Coma/acidose
Glycosurie/cétonurie
Facteur déclenchant : rechercher et traiter
Urgence thérapeutique
Insulinothérapie/potassium

ITEM 233

Diabète : coma avec acidose lactique

Objectifs : Diagnostiquer un diabète chez l'enfant et chez l'adulte.
Identifier les situations d'urgence et planifier leur prise en charge.
Argumenter l'attitude thérapeutique et planifier le suivi du patient.
Décrire les principes de la prise en charge au long cours.

Points clés

- **Savoir diagnostiquer une acidose lactique chez un diabétique de type 2.**
- **Connaître les facteurs déclenchants.**
- **Prise en charge thérapeutique.**

Diagnostic

Terrain :

- SUJET ÂGÉ;
- DIABÉTIQUE DE TYPE 2, traité par des BIGUANIDES.

Facteurs déclenchants : insuffisance cardiaque, ou respiratoire, ou hépatique, ou rénale (injection d'iode).

Clinique :

- POLYPNÉE RAPIDE AMPLE ET PROFONDE;
- MYALGIES, CRAMPES;
- OBNUBILATION, voire coma;
- douleurs abdominales;
- asthénie;
- hypotension artérielle;
- troubles du rythme cardiaque (chercher une hyperkaliémie en plus de l'acidose).

Paraclinique :

- hyperglycémie modérée;
- acidose métabolique sévère à trou anionique élevé : lactacidémie très élevée;
- insuffisance rénale;
- hyperkaliémie.

Signes négatifs :

- absence d'haleine cétonique;
- absence de cétonurie;
- absence d'hyperglycémie majeure.

Traitement

- URGENCE THÉRAPEUTIQUE : LE PRONOSTIC VITAL EST ENGAGÉ À COURT TERME.
- Hospitalisation en unité de soins intensifs.

Mise en condition du malade :

- voie veineuse périphérique;
- voie centrale si choc;
- sonde urinaire;
- sonde gastrique;
- monitoring cardiotensionnel avec oxymétrie de pouls;
- oxygénothérapie par voie nasale.

Lutte contre l'anoxie :

- oxygénothérapie par voie nasale;
- expansion volémique.

Lutte contre l'acidose :

- sérum physiologique, voire sérum bicarbonaté 2,7 %;
- voire épuration extrarénale par hémodialyse.

Traitement du facteur déclenchant :

- ARRÊT DES BIGUANIDES;
- INSULINOTHÉRAPIE IVSE adaptée à la glycémie capillaire.

Prévention des complications de décubitus :

- nursing;
- prévention des complications thromboemboliques : HBPM (Lovenox® SC);
- prévention de l'ulcère de stress : Mopral® IV.

Surveillance : clinique et paraclinique de l'efficacité et de la tolérance du traitement et de l'absence de survenue de complications.

Prévention :

- RESPECT DES CONTRE-INDICATIONS DES BIGUANIDES;
- vaccins contre la grippe et le pneumocoque;
- adaptation du traitement à la sortie.

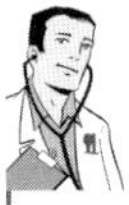

Le mot du conférencier

Ce coma n'est pas encore tombé. Ce qui doit vous y faire penser, c'est un syndrome polyalgique chez un sujet âgé diabétique traité par BIGUANIDES.

La physiopathologie est simple (fig. 4) : en cas d'hypoxie, l'organisme sécrète de l'acide lactique qui est normalement transformé par le foie en pyruvate, qui sera lui-même transformé en glucose *via* la néoglucogenèse. Mais les biguanides inhibent la transformation de l'acide lactique en pyruvate, et ce d'autant plus qu'il y a une insuffisance rénale qui diminue l'élimination des biguanides. L'accumulation

d'acide lactique entraîne donc une acidose responsable de myalgies et d'une polypnée réactionnelle pour lutter contre l'acidose.
Comme toujours dans les comas chez les sujets diabétiques, méfiez-vous de l'infarctus du myocarde silencieux et pensez à prescrire les enzymes cardiaques et à faire l'ECG !

Mots-clés

Diabète type 2/biguanides
Facteur déclenchant : rechercher et traiter
Urgence thérapeutique

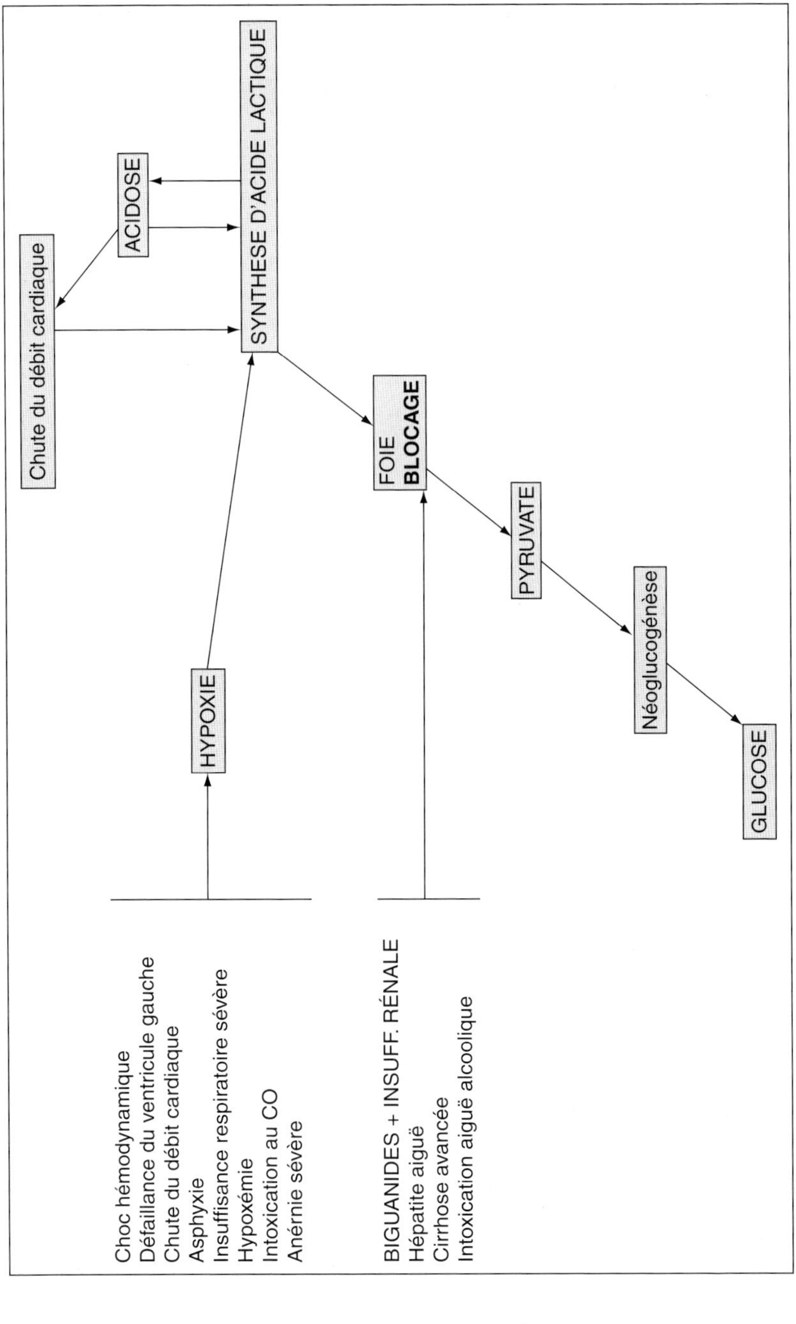

Figure 4 : Physiopathologie du coma avec acidose lactique.

ITEM 233

Hypoglycémie et diabète

Objectifs : *Diagnostiquer un diabète chez l'enfant et chez l'adulte.*
Identifier les situations d'urgence et planifier leur prise en charge.
Argumenter l'attitude thérapeutique et planifier le suivi du patient.
Décrire les principes de la prise en charge au long cours.

Points clés

- **Connaître les facteurs de risques d'hypoglycémie chez le diabétique.**
- **Prise en charge des hypoglycémies.**
- **Prévention des récidives.**

Diagnostic

Terrain : diabétique (sous insuline ou sulfamides hypoglycémiants ou glinides).

Anamnèse :

- SURVIENT À DISTANCE DES REPAS (fonctionnelle);
- RÉGRESSION RAPIDE DES SYMPTÔMES APRÈS LA PRISE DE GLUCOSE.

Clinique :

- signes adrénergiques :
  - sueurs,
  - tremblements,
  - faim douloureuse,
  - pâleur;
- signes de souffrance cérébrale, neuroglycopénie :
  - asthénie,
  - céphalées,
  - troubles visuels,
  - troubles du comportement,
  - troubles de l'humeur,
  - troubles de la concentration,
  - coma;
- signes négatifs :
  - absence de dyspnée,
  - absence de déshydratation.

Traitement

- URGENCE THÉRAPEUTIQUE : PRONOSTIC VITAL ET FONCTIONNEL ENGAGÉ (risque de séquelles neurologiques). ⚠
- NE PAS ATTENDRE LES RÉSULTATS DU BILAN POUR DÉBUTER LE TRAITEMENT.

En l'absence de troubles neurologiques : apport *per os* de 15 g de sucre, soit 3 morceaux de sucre ou une boisson sucrée, suivi de l'administration d'un glucide lent afin de prévenir la récidive.

En cas de trouble de la conscience et/ou de trouble digestif :

- hospitalisation en service spécialisé;
- aux urgences :
  - patient en position latérale de sécurité,
  - libération des voies aérodigestives supérieures,
  - injection IVD de 50 ml de SÉRUM GLUCOSÉ 30 % ou 1 mg de glucagon,
  - pose d'une voie veineuse périphérique : G10 %, 1 L en 4 heures puis 1 L en 12 heures,
  - surveillance de la glycémie capillaire, horaire au début puis toutes les 4 heures afin de ne pas dépasser 2 g/L,
  - recherche et traitement de l'étiologie,
  - relais *per os* dès que possible,
  - surveillance,
  - éducation du patient sur les traitements et sur les prodromes des hypoglycémies et sur les conduites à tenir.

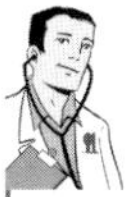

Le mot du conférencier

Pour rappel, la définition biologique est : glycémie <0,55 g/L ou <3 mmol/L.

Un petit moyen mnémotechnique pour les étiologies = «DIABÈTE II» :

- D = Diététique : insuffisance d'apport;
- I = Insuline ou sulfamides en excès;
- A = Alcool;
- B = Bêtabloquant (MASQUE L'HYPOGLYCÉMIE mais NE LA PROVOQUE PAS) et autres médicaments hypoglycémiants;
- E = Exercice;
- T = Traumatisme ou chirurgie;
- E = Émotion : stress;
- I = Infection;
- I = Insuffisance rénale.

Les médicaments hypoglycémiants sont :

- INSULINE;
- SULFAMIDES HYPOGLYCÉMIANTS;
- AINS;
- salicylés à forte dose;
- IMAO;
- quinine;

- D-pénicillamine ;
- chloramphénicol ;
- dextropropoxyphène ;
- Haldol® ;
- kétoconazole ;
- Rythmodan®.

Ils sont importants à connaître car ce sont quasiment toujours des causes médicamenteuses qui sont tombées à l'internat !

Les toxiques hypoglycémiants sont : alcool et tabac.

Attention : le glucagon est inefficace chez les patients traités par sulfamides hypoglycémiants ou en cas d'insuffisance hépatique (éthylisme chronique).

Toujours évoquer une hypoglycémie devant tout :

- coma ;
- troubles du comportement ;
- crise convulsive.

Mots-clés

Signes adrénergiques
Signes neuroglycopéniques
Urgence thérapeutique
Recherche devant tout coma

ITEM 206

Hypoglycémies organiques

Objectifs : Diagnostiquer une hypoglycémie.
Identifier les situations d'urgence et planifier leur prise en charge.

Points clés

- **Savoir différencier une hypoglycémie organique vraie d'une hypoglycémie « fonctionnelle ».**
- **Prendre en charge un insulinome.**

Diagnostic d'insulinome

Clinique = TRIADE DE WHIPPLE :

- survenue à jeun ou à l'effort de manifestations neuropsychiques ;
- disparition des troubles après resucrage ;
- hypoglycémies franches certifiées à plusieurs reprises sur des prélèvements veineux.

Biologie :

- glycémie veineuse <0,55 g/l (3 mmol/L) au moment de l'épisode.

Ou si non possible :

- ÉPREUVE DE JEUN de 72 h maximum après avoir vérifié l'absence d'insuffisance surrénale par un test au Synacthène®. Test arrêté en cas d'hypoglycémie.
- Glycémie veineuse <0,55 g/L (3 mmol/L) couplée au dosage de l'insuline (≥3 mUI/L) et du peptide C (<0,6 ng/mL) ;
- repas test : dans les rares cas d'hypoglycémie post-prandiale.

Imagerie :

- TOMODENSITOMÉTRIE abdominale et ÉCHOGRAPHIE abdominale transpariétale ;
- ÉCHO-ENDOSCOPIE pancréatique : visualise l'insulinome ;
- IRM abdominale en 3e intension.

Comment distinguer une hypoglycémie organique d'une hypoglycémie fonctionnelle ?

Interrogatoire :

- symptomatologie post-prandiale ;
- signes neurovégétatifs prédominants, absence de signes neuroglycopéniques.

Causes évidentes d'hypoglycémie :

- alcool ;
- médicaments (sulfamides hypoglycémiants, insuline +++) ;
- insuffisance hépatique ;

- cachexie, dénutrition ;
- déficit en cortisol ;
- tumeur connue ;
- dumping syndrome.

L' ÉPREUVE DE JEUN différencie :

- hypoglycémie organique :
  - arrêt avant 3 jours,
  - glycémie basse,
  - insuline élevée,
  - peptide C élevé ;
- hypoglycémie fonctionnelle :
  - bien tolérée pendant 3 jours,
  - glycémie basse,
  - insuline basse,
  - peptide C : bas ;
- hypoglycémie par injection cachée d'insuline :
  - glycémie basse,
  - insuline élevée,
  - peptide C bas.

Traitement de l'insulinome

Seul traitement curateur = chirurgie, exérèse tumorale.
Traitement symptomatique : diazoxide en cas d'inopérabilité ou en attendant la chirurgie

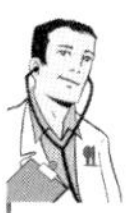

Le mot du conférencier

La prise en charge d'hypoglycémies dans le cadre d'un insulinome a fait l'objet d'un consensus international récent (juin 2009) essayant de guider la prise en charge.
Retenez que face à une hypoglycémie, l'interrogatoire a un rôle majeur dans la prise en charge initiale visant à caractériser les types de symptômes (horaire, signes neurovégétatifs ou neuroglycopéniques, signes généraux associés, on note souvent une prise de poids liée aux resucrages intempestifs dans les insulinomes) orientant vers une étiologie, et à éliminer une cause évidente (fig. 5).
Désormais une triade de Whipple complète (avec glycémie veineuse <0,55 g/L au moment d'un épisode) suffit à engager la poursuite de la prise en charge pour insulinome. L'épreuve de jeun n'est pas systématique !
De même, il n'y a aucune indication à poursuivre une épreuve de jeun plus de 72 heures ou à en represcrire une.

Le repas test est très rarement réalisé, il correspond à un repas à partir d'aliments rapportés par le patient comme pourvoyeurs d'hypoglycémies post-prandiales. Les mêmes prélèvements que pendant l'épreuve de jeun seront réalisés (glycémie, insulinémie, peptide C). Concernant la localisation de la tumeur, primordiale pour tenter le seul traitement curateur qu'est la chirurgie, l'octréoscanner n'a plus d'indication. Les meilleurs examens sont le scanner, voire l'échographie transpariétale et l'échoendoscopie. L'IRM peut être un complément pour lever un doute.
Si vous prescrivez une échoendoscopie, pensez bien que l'examen se fait sous anesthésie générale après information du patient sur les risques et bénéfices et après consultation pré-anesthésique. Cet examen permet parfois la pratique de biopsies à visée diagnostique.

Mots-clés

Triade de Whipple
Confirmer hypoglycémie veineuse
Éliminer cause évidente
Localiser la tumeur

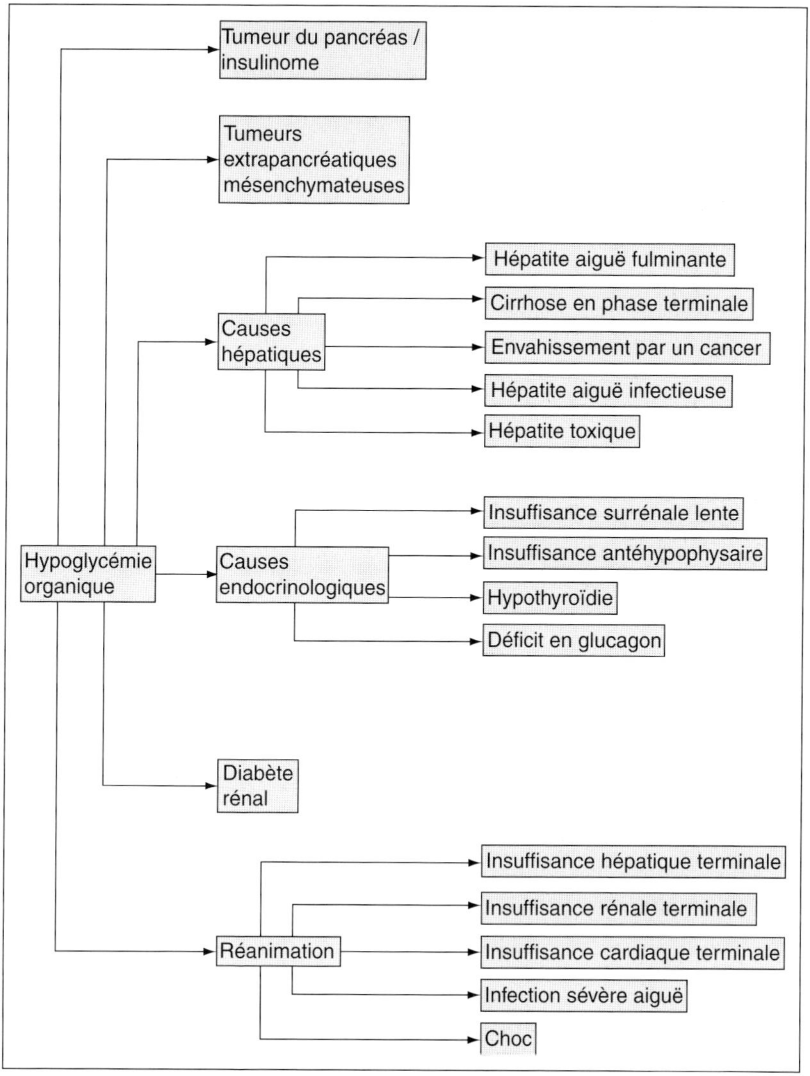

Figure 5 : Étiologies des hypoglycémies organiques.

ITEM 241

Goitre et nodule thyroïdien : goitre

Objectifs : Diagnostiquer un goitre et un nodule thyroïdien.
Argumenter l'attitude thérapeutique et planifier le suivi du patient.

Points clés

- **Rechercher les signes de gravité devant un goitre.**

Bilan complémentaire devant un goitre

Biologie :

- dosage de la TSHus complété par T4L et T3L si anormale ;
- dosage des anticorps anti-récepteurs de la TSH si hyperthyroïdie (goitre basedowifié) ;
- CRP en cas de goitre douloureux avec fièvre.

Imagerie :

- échographie cervicale couplée au Doppler : volume, caractère nodulaire ou homogène, contenu, adénopathies ;
- scintigraphie thyroïdienne à l'iode 123 en cas d'hyperthyroïdie ou de nodules tissulaires à l'échographie ;
- radiographie du thorax de face et de profil en cas de goitre plongeant ou volumineux ;
- ± scanner cervico-thoracique en préopératoire.

Médicaments responsables de goitre

- Surcharge en antithyroïdiens de synthèse.
- Surcharge iodée : amiodarone et produit de contraste iodé.
- Sels de lithium.
- Di-hydan®.
- Phénylbutazone.
- Interféron.

Le mot du conférencier

Sujet pas assez intéressant en lui-même pour en faire un sujet aux ECN, aussi, en cas de goitre aux ECN n'oubliez pas les thyroïdites (*voir fiches spécifiques*) qui font elles un bon dossier.

Rappelez-vous que la scintigraphie thyroïdienne à l'iode 123 est contre-indiquée en cas de grossesse, de surcharge iodée ou de traitement par des hormones thyroïdiennes. Chez la femme, du coup, elle doit être faite en première partie de cycle sous contraception efficace. En l'absence de contraception, précisez dans votre réponse : scintigraphie thyroïdienne à l'iode 123 après vérification de la négativité des β-hCG.

Une étiologie à noter est le goitre endémique apparu chez la jeune fille, lié à une carence iodée.

Pensez bien en cas de goitre multinodulaire non toxique sans indication opératoire à prévoir des cytoponctions thyroïdiennes des nodules supérieurs à 1 cm afin de ne pas passer à côté d'un carcinome thyroïdien.

Un petit mot sur les indications thérapeutiques :

- thyroïdectomie totale et donc traitement substitutif à vie si :
  - goitre compressif,
  - goitre plongeant,
  - goitre toxique,
  - gêne esthétique;
- traitement par iode radioactif si :
  - goitre multinodulaire du sujet âgé,
  - contre-indication chirurgicale.

Mots-clés

Recherche signes de gravité : compression, plongeant
Toxicité : bilan thyroidien

Voilà un petit arbre diagnostique simple pour aide mémoire (fig. 6) :

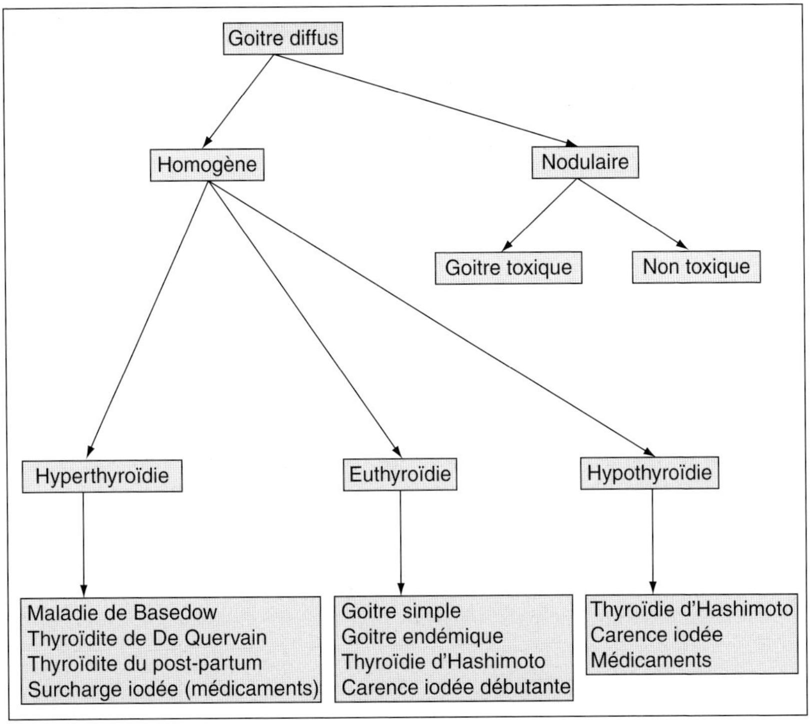

Figure 6 : Démarche diagnostique devant un goitre thyroïdien.

ITEM 241

Goitre et nodule thyroïdien : nodule thyroïdien

Objectifs : *Diagnostiquer un goitre et un nodule thyroïdien.*
Argumenter l'attitude thérapeutique et planifier le suivi du patient.

Points clés

- **Prendre en charge les nodules thyroïdiens de plus de 1 cm.**
- **Éliminer un carcinome thyroïdien.**

Exploration d'un nodule thyroïdien de plus de 1 cm

Terrain :

- présence de facteurs de risque de cancer de la thyroïde :
  - âge entre 40 et 60 ans,
  - homme,
  - antécédent d'irradiation cervicale,
  - carence iodée,
  - antécédents familiaux ;
- présence de facteurs de risque de nodules toxiques :
  - carence iodée,
  - prise d'hormones thyroïdiennes.

Anamnèse :

- signes en faveur d'un cancer de la thyroïde :
  - apparition récente,
  - volume progressivement croissant,
  - signes de compression de voisinage :
    - dysphagie,
    - dyspnée,
    - dysphonie,
    - douleur ;
- signes d'hyperthyroïdie :
  - hyperphagie avec amaigrissement,
  - thermophobie,
  - diarrhée.

Examen clinique :

- en faveur d'un cancer de la thyroïde :
  - masse cervicale ferme, dure, voire pierreuse, aux limites irrégulières,
  - siège apical,
  - adénopathie cervicale ;

- en faveur d'un nodule toxique :
  - masse ferme mais non dure, mobile et indolore,
  - fébricule,
  - tachycardie,
  - HTA avec une diastole basse,
  - syndrome de thyrotoxicose;
- schéma daté et signé.

Paraclinique = bilan à visée diagnostique :

- dosage des hormones thyroïdiennes : TSHus puis T4L et T3L et anticorps antithyroïdiens en cas de TSHus anormale;
- dosage de la thyrocalcitonine (si patient jeune, chirurgie prévue);
- échographie thyroïdienne : caractériser le nodule;
- scintigraphie thyroïdienne à l'iode 123 uniquement en cas de dysthyroïdie;
- cytoponction à l'aiguille échoguidée et analyse cytologique;
- cervicotomie exploratrice avec biopsies et examen extemporané en cas de doute sur un cancer ou thyroïdectomie totale si cytoponction en faveur d'un carcinome thyroïdien. Pièce d'exérèse à adresser pour examen anatomopathologique.

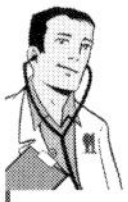

Le mot du conférencier

Le principal intérêt de cette question est le cancer de la thyroïde (*voir chapitre suivant*). Très grossièrement :

- nodule + hyperthyroïdie = nodule toxique ou goitre multinodulaire toxique;
- nodule + euthyroïdie = cancer de la thyroïde;
- nodule + hypothyroïdie = pathologie auto-immune (très rare…).

En cas de cytoponction thyroïdienne douteuse, il est recommandé de la recontrôler dans l'année suivante (ou avant si nodule grossit rapidement ou autre point d'appel de gravité).

La surveillance d'un nodule supracentimétrique avec cytoponction en faveur de la bénignité se fait sur la clinique et l'échographie thyroïdienne.

Les critères échographiques de mauvais pronostic devant un nodule thyroïdien sont :

- hypervascularisation intra-nodulaire;
- rupture du halo clair périphérique, contours irréguliers;
- microalcifications;
- nodule solide hypoéchogène.

Les indications chirurgicales d'un nodule thyroïdien sont :

- doute sur un cancer;

- adénome toxique;
- goitre plongeant;
- gêne esthétique.

Les indications de la thyroïdectomie totale suivie d'un traitement hormonal substitutif par Lévothyrox® sont :

- goitre volumineux ou plongeant;
- nodule de taille supérieure ou égale à 3 cm;
- augmentation de taille récente et rapide;
- signe(s) compressif(s);
- hyperthyroïdie dans le cadre d'une maladie de Basedow.

Mots-clés

Nodule ≥ 1 cm
Bilan thyroïdien
Cytoponction
Surveillance taille

ITEM 241

Goitre et nodule thyroïdien : cancer de la thyroïde

Objectifs : Diagnostiquer un goitre et un nodule thyroïdien.
Argumenter l'attitude thérapeutique et planifier le suivi du patient.

Points clés

- **Connaître les grands types de cancers thyroïdiens.**
- **Savoir évoquer un carcinome thyroïdien devant un nodule thyroïdien.**

Diagnostic

Terrain :

- présence de facteurs de risque :
  - âge entre 40 et 60 ans,
  - antécédent d'irradiation cervicale ;
- carence iodée.

Anamnèse :

- masse cervicale :
  - d'apparition récente,
  - de volume progressivement croissant ;
- signes de compression de voisinage (4D) :
  - dysphagie,
  - dyspnée,
  - dysphonie,
  - douleur.

Examen clinique :

- masse cervicale :
  - ferme, dure, voire pierreuse, aux limites irrégulières,
  - siège apical ;
- adénopathie cervicale ;
- schéma daté et signé.

Paraclinique = bilan à visée diagnostique :

- dosage des hormones thyroïdiennes : TSHus, T4L et T3L ;
- échographie thyroïdienne ;
- dosage de la thyrocalcitonine ± test à la pentagastrine ;
- cytoponction à l'aiguille échoguidée ;
- cervicotomie exploratrice avec réalisation de biopsies envoyées en examen anatomopathologique extemporané et thyroïdectomie totale, voire curage ganglionnaire selon le type de cancer.

Endocrinologie-Diabétologie

N.B : la clinique des cancers médullaires et anaplasiques de la thyroïde est détaillée dans « *Le mot du conférencier* ». Il s'agit ici du tableau type d'un cancer différencié de la thyroïde.

Bilan d'extension

Locorégional :

- examen des aires ganglionnaires avec schéma daté ;
- examen ORL avec examen sous laryngoscope ;
- échographie cervicale ;
- scanner cervical.

À distance :

- scanner thoracique ;
- scintigraphie osseuse au technétium avec radiographies centrées sur les lésions ;
- échographie abdominale.

Facteurs de mauvais pronostic

- Sexe masculin.
- Âge >45 ans ou <15 ans.
- Hypothyroïdie associée.
- Type histologique : vésiculaire.
- Faible degré de différenciation.
- Extension locale.
- Envahissement ganglionnaire.
- Présence de métastases.

Prise en charge thérapeutique

Bilan préopératoire :

- NFS plaquettes ;
- TP, TCA ;
- Calcémie ;
- ECG et radiographie du thorax de face.

Traitement chirurgical : CERVICOTOMIE EXPLORATRICE avec résection du nodule suspect envoyé en examen anatomopathologique extemporané. Si goitre et nodule thyroïdien : cancer de la thyroïde confirmation du caractère malin : THYROÏDECTOMIE TOTALE extracapsulaire associée à un CURAGE GANGLIONNAIRE jugulocarotidien et récurrentiel HOMOLATÉRAL.

En cas de facteurs de mauvais pronostic : RADIOTHÉRAPIE PAR IODE 131.

En cas de métastase(s) : radiothérapie locale associée ou non à un geste chirurgical.

Traitement substitutif et freinateur À VIE ⚠ : thyroxine (Lévothyrox®) *per os*.

Surveillance postopératoire :

- clinique : état de la cicatrice, absence d'hématome ou de signe d'infection, température, nature du liquide des redons ;
- paraclinique : calcémie, TSH ;
- psychothérapie de soutien ;
- social : demande de prise en charge à 100 %.

Surveillance

- La surveillance sera À VIE : ÉDUCATION DU MALADE sur l'importance du suivi.
- À 6 mois, puis annuelle.

Clinique :

- poids, état général;
- examen local : récidive, palpation des aires ganglionnaires;
- examen ORL;
- recherche de métastases;
- schéma daté.

Paraclinique :

- dosage de TSHus avant et après un mois d'arrêt du traitement par thyroxine;
- dosage de la thyroglobuline plasmatique (thyrocalcitonine en cas de cancer médullaire de la thyroïde);
- scintigraphie corps entier à l'iode 131 annuelle pendant 2 ans, puis tous les 5 ans si la thyroglobuline <5 ng/mL.

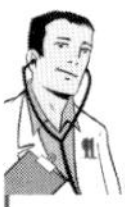

Le mot du conférencier

Question qui a disparu du programme des ECN, mais qui se cache dans les questions sur les goitres et les nodules thyroïdiens. De plus, les cancers de la thyroïde faisaient partie des sujets tombés fréquemment à l'ancien internat. Il n'y a donc pas de raison que cela change...

Sur le cancer de la thyroïde en général

Comme pour tout cancer, le diagnostic est histologique. Ce sont donc les biopsies ou l'examen de la pièce opératoire qui permettent de faire le diagnostic de cancer de la thyroïde. La cytoponction n'a de valeur que positive.

Ce type de cancer peut se voir chez les enfants.

Les différents types anatomopathologiques sont à connaître, ils ont été demandés à 2 reprises lors de l'ancien internat.

Pour l'exploration des nodules thyroïdiens, rappelez-vous que les cancers de la thyroïde apparaissent comme des nodules froids mais que 90 % de ceux-ci sont bénins.

Les cancers ne donnent pas d'hyper- ou d'hypothyroïdie en général. L'hypothyroïdie est très rare donc pas classique et représente du coup un critère de mauvais pronostic.

La thyroglobuline n'est produite que par les cellules thyroïdiennes folliculaires : elle doit être indétectable après une thyroïdectomie totale, sinon c'est que la thyroïdectomie a été incomplète ou qu'il

existe des métastases. Pensez à doser les anticorps anti-thyroglobuline car ils faussent le dosage de thyroglobuline en cas de positivité. Dans les sujets sur la thyroïde, pensez à surveiller la calcémie. On peut voir une hypocalcémie par envahissement local en préopératoire ou en postopératoire par ablation des parathyroïdes en même temps que la thyroïde. Une hypercalcémie doit vous faire penser à une néoplasie endocrinienne multiple dans le cadre d'un cancer médullaire de la thyroïde (NEM2).
Dans le traitement, l'oubli du traitement à vie par Lévothyrox® est un zéro classique à la question. Celui-ci n'est freinateur que pour les cancers papillaires et vésiculaires, et non pas pour les carcinomes médullaires de la thyroïde.

Pour les cancers différenciés de la thyroïde

Les types histologiques les plus fréquents sont le carcinome papillaire pur ou le carcinome vésiculopapillaire, qui sont lymphophiles, c'est-à-dire qu'ils envahissent les ganglions périphériques. L'autre type est le carcinome vésiculaire, hématogène. Il est à l'origine de métastases. Ce type sera plutôt trouvé dans un dossier avec des prises en charge de soins palliatifs : radiothérapie et utilisation des morphiniques.
Pas de pièges particuliers : pensez à toujours éliminer une NEM.

Pour les cancers médullaires à stroma amyloïde de la thyroïde

Cancer très particulier, c'est en général celui qui tombe.
Pensez qu'il peut faire partie d'une NEM de type II :

- NEM type IIa ou syndrome de Sipple +++ :
  - phéochromocytome,
  - hyperparathyroïdie,
  - cancer médullaire de la thyroïde;
- NEM type IIb ou syndrome de Gorlin :
  - syndrome de Sipple,
  - anomalies dysmorphiques de type marphanoïde,
  - neuromes myéliniques muqueux.

Si on vous fait un dossier dessus en général, vous aurez un nodule au niveau des deux tiers supérieurs de la thyroïde, avec :

- des signes généraux : diarrhée motrice et bouffées de chaleur déclenchées par l'alcool et les repas;
- des signes de phéochromocytome : triade de Ménard (céphalées, sueurs, palpitation) dans un contexte d'hypertension artérielle paroxystique;

- des signes d'hypercalcémie secondaire à l'hyperparathyroïdie.

Il y aura classiquement des antécédents familiaux.

Dans la partie exploration, c'est l'exploration classique avec le dosage de la thyrocalcitonine, qui est le marqueur de ce cancer avec l'ACE, qui est beaucoup moins spécifique. Si le dosage est normal et que la suspicion est forte, il faut faire le test à la pentagastrine qui doit entraîner une élévation nette de la thyrocalcitonine en cas de cancer.

Pour l'étude de la pièce, sachez que l'on utilise l'immunomarquage avec des anticorps anti-calcitonine, anti-ACE et anti-chromagranine.

Il faut également rechercher le phéochromocytome (dosage des dérivés méthoxylés urinaires et plasmatiques) et l'hyperparathyroïdie (bilan phosphocalcique et dosage de la parathormone).

Si vous opérez le malade sans avoir traité le phéochromocytome, vous le tuerez sur la table ! ⚠

Le curage est systématiquement bilatéral, et comme il y a une hyperparathyroïdie, vous retirez les parathyroïdes au passage.

Comme après toute thyroïdectomie, n'oubliez pas le traitement substitutif à vie (Lévothyrox®). ⚠

Dans la prise en charge, pensez à faire une enquête génétique puisque les NEM sont des formes familiales : étude du proto-oncogène RET et test à la pentagastrine avec dosage de la calcitonine à la famille.

Dans la surveillance, bien entendu, vous surveillez la TSHus et la thyrocalcitonine. En cas d'élévation de celle-ci, traitez par radiothérapie locale et Sandostatine®.

Cancer indifférencié ou anaplasique de la thyroïde

Ce qui doit vous faire l'évoquer, c'est la rapidité de l'évolution, avec un envahissement local et ganglionnaire très rapide. Son pronostic est foudroyant.

Mots-clés

Cytoponction devant tout nodule ≥1 cm
Thyroïdectomie totale + curage ganglionnaire
Traitement substitutif et freinateur par lévothyroxine

ITEM 241

Goitre et nodule thyroïdien : thyroïdites

Objectifs : *Diagnostiquer un goitre et un nodule thyroïdien.*
Argumenter l'attitude thérapeutique et planifier le suivi du patient.

Points clés

- **Bilan étiologique devant une thyroïdite**
- **Prise en charge thérapeutique d'une thyroïdite**

Diagnostic d'une thyroïdite lymphocytaire de Hashimoto

Terrain :

- femme de 30 à 50 ans ;
- antécédents personnels et familiaux de thyroïdite auto-immune.

Clinique :

- GOITRE : progressif, indolore, ferme, sans adénopathies associées ;
- signes d'hypothyroïdie :
    - prise de poids,
    - constipation,
    - frilosité,
    - chute des cheveux,
    - ralentissement psychomoteur,
    - peau sèche,
    - crampes musculaires,
    - angor d'effort,
    - ophtalmopathie basedowienne.

Quel(s) examen(s) permet(tent) de poser le diagnostic de thyroïdite d'Hashimoto ?

Présence d'anticorps antithyroïdiens à un taux élevé :

- anticorps antiperoxydase en première intention ;
- anticorps thyroglobuline ;
- anticorps antirécepteur à la TSH (inhibants) : rare.

Le mot du conférencier

La principale thyroïdite à connaître est la thyroïdite lymphocytaire d'Hashimoto. Elle est dans le dossier classique d'hypothyroïdie déjà tombé plusieurs fois à l'internat. Devant l'association goitre et hypothyroïdie, vous devez toujours l'évoquer et donc faire rechercher dans le bilan les anticorps antithyroïdiens. Une fois le diagnostic fait, vous devez toujours rechercher une autre pathologie auto-immune associée.

Petits pièges :

- la thyroïdite d'Hashimoto peut être associée à une euthyroïdie ;
- l'exophtalmie basdowienne n'est présente que dans 5 % des cas ;
- enfin, même s'il s'agit d'une pathologie auto-immune, la VS est négative, il n'y a pas de syndrome inflammatoire. Le patient est apyrétique.

Le traitement est le traitement d'une hypothyroïdie classique, il est médical ou chirurgical en cas de signes compressifs. N'oubliez pas l'opothérapie substitutive à vie après la thyroïdectomie totale.

Thyroïdite subaiguë de De Quervain

D'origine virale, elle associe un goitre à une hyperthyroïdie. Les signes qui doivent vous alerter sont la notion d'un syndrome grippal récent et surtout un **goitre douloureux** avec une altération de l'état général. La VS et la CRP sont augmentées. Cette altération s'accompagne d'une phase initiale d'hyperthyroïdie suivie d'une phase d'hypothyroïdie. La récupération se fait en 2 à 3 mois.
Principal piège : PAS DE PRESCRIPTION D'ANTITHYROÏDIENS DE SYNTHÈSE NÉCESSAIRE (ne servent à rien car il s'agit d'une lyse des cellules folliculaires thyroïdiennes et non une hypersynthèse d'hormones thyroïdiennes).
Le traitement repose sur les anti-inflammatoires non stéroïdiens, voire corticoïdes Cortancyl® en cas de forme sévère ; dans ce cas, on associera de l'Avlocardyl®.

Thyroïdite silencieuse du post-partum

Elle porte bien son nom. Vous y penserez dans un contexte de *post-partum* chez une femme avec un goitre et une thyrotoxicose modérée. Belle question dans un dossier du *post-partum*… Pas besoin d'antithyroïdiens de synthèse.

Thyroïdite aiguë

C'est une infection bactérienne à staphylocoque doré, streptocoque ou coli, donc il y a un syndrome infectieux au premier plan avec une fièvre élevée et des signes inflammatoires locaux et biologiques. Il faut donc faire un bilan infectieux avec la ponction thyroïdienne à l'aiguille avec examen direct, mise en culture et antibiogramme. Pensez à chercher une immunodépression (VIH +++). Le traitement repose sur les antibiotiques.

Mots-clés

Goitre
Anticorps anti-TPO
Lévothyroxine

Tableau comparatif des différentes thyroïdites

	Thyroïdite de De Quervain	Thyroïdite d'Hashimoto	Thyroïdite ligneuse de Riedel	Thyroïdite du post-partum	Thyroïdite aiguë
Goitre	Ferme	Ferme	Dur, pierreux	Ferme	Inflammatoire Abcès
Douleur	Oui	Non	Non	Non	Oui
Compression	Non	Rare	Oui	Non	Non
Adeno-pathies	Non	Non	Non	Non	Possibles
AEG	Oui	Non	Oui par compression	Non	Oui
T3l-T4l	Augmentées	Normales ou basses	Normales	Augmentées	Normales
TSHus	Basse	Normale ou augmentée	Normale	Basse	Normale
Ac antithyroïde	Non	Oui	Non	Non	Non
Syndrome inflam-matoire	Oui	Non	Non	Non	Oui
Scintigraphie à l'iode 123	Blanche	Blanche ou hétérogène en damier	Zone froide	Blanche	Zone froide
Évolution	Hypo-thyroïdie puis retour à l'euthyroïdie sans séquelles	Hypo-thyroïdie	Décès	Hypo thyroïdie puis retour à l'euthyroïdie sans séquelles	Pas de séquelles

ITEM 246

Hyperthyroïdie

Objectifs : Diagnostiquer une hyperthyroïdie.
Argumenter l'attitude thérapeutique et planifier le suivi du patient.

Points clés

- **Savoir diagnostiquer une maladie de Basedow.**
- **Mettre en place un traitement symptomatique et étiologique.**

Étiologies

- Maladie de Basedow.
- Adénome toxique.
- Goitre multinodulaire hétérogène toxique.
- Thyroïdite de De Quervain ou du *post-partum*.
- Thyroïdite iatrogène : surcharge iodée, hormones thyroïdiennes…
- Thyrotoxicose factice.
- Rares :
  - adénome hypophysaire thyréotrope ;
  - syndrome de résistance aux hormones thyroïdiennes ;
  - hyperthyroïdie paranéoplasique :
    - cancer bronchique à petites cellules,
    - cancer du testicule,
    - môle hydatiforme.

Diagnostic de maladie de Basedow

Terrain :

- femme jeune de 30 à 50 ans ;
- antécédents familiaux de maladie auto-immune, terrain génétiquement prédisposé.

Facteurs déclenchants :

- stress ;
- infection ;
- grossesse.

Clinique :

- en faveur de la maladie de Basedow :
  - GOITRE : diffus et homogène, élastique, mobile à la déglutition, indolore, thrill à la palpation et souffle à l'auscultation, non compressif et sans adénopathie cervicale,

- ORBITOPATHIE BASEDOWIENNE/EXOPHTALMIE : bilatérale, asymétrique, réductible si non compliquée,
- myxœdème prétibial,
- vitiligo,
- acropathie;

- SIGNES DE THYROTOXICOSE :
  - TACHYCARDIE régulière,
  - HTA systolique avec diastole basse,
  - TREMBLEMENTS rapides, permanents, augmentant avec les émotions, prédominant aux extrémités,
  - signe du tabouret,
  - AMAIGRISSEMENT malgré une hyperphagie,
  - fébricule,
  - soif avec sueurs profuses,
  - diarrhée motrice,
  - troubles psychiques.

Paraclinique :

- thyrotoxicose biologique PÉRIPHÉRIQUE :
  - élévation de la T4L,
  - TSHus basse, voire indosable,
  - anémie et leuconeutropénie,
  - cholestérol total et triglycérides bas,
  - élévation de la bilirubine totale, des transaminases, des phosphatases alcalines (PAL), des gamma-GT et diminution de l'albumine,
  - hypercalcémie et hypercalciurie;
- spécifique de la maladie de Basedow : anticorps antirécepteurs de la TSH élevés.

Description de l'exophtalmie de la maladie de Basedow

- Axiale.
- Bilatérale.
- Symétrique.
- Réductible à la pression.
- Signe de De Graefe présent.
- Aspect bouffi et pigmentation des paupières.
- Signes de gravité :
  - exophtalmie non réductible avec inocclusion palpébrale (ulcération cornéenne);
  - paralysie musculaire;
  - atteinte du nerf optique par compression intraorbitaire;
  - hypertonie oculaire (souffrance papillaire).

Elle se mesure à l'ophtalmomètre de Hertel et impose la réalisation d'une TOMODENSITOMÉTRIE ORBITAIRE.

Bilan devant la découverte d'une hyperthyroïdie

Bilan diagnostique :

- dosage de la TSHus et T4L-T3L.

Bilan de retentissement :

- NFS-plaquettes;
- bilan lipidique;
- bilan hépatique;
- bilan phosphocalcique;
- glycémie;
- CPK;
- ECG +++.

Bilan à visée étiologique (orienté sur la clinique et le terrain) :

- recherche des anticorps antirécepteurs de la TSH;
- iodémie et iodurie des 24 heures;
- échographie Doppler de la thyroïde;
- scintigraphie thyroïdienne à l'iode 123 en première partie de cycle, en dehors de toute grossesse et sous contraception efficace;
- IRM hypophysaire en cas de TSHus élevée ou normale avec T4L augmentée.

Complications de la maladie de Basedow

- Crise aiguë thyrotoxique.
- Complications cardiaques :
  - troubles du rythme en particulier supraventriculaires : ACFA (arythmie complète par fibrillation auriculaire);
  - insuffisance cardiaque droite puis globale;
  - insuffisance coronaire;
  - troubles de la conduction.
- Complications musculaires :
  - amyotrophie;
  - paralysie périodique thyrotoxique (flasque, douloureuse ascendante).
- Complications osseuses : ostéoporose.
- Complications hépatiques : cholestase.
- Complications psychiatriques :
  - manie;
  - délire;
  - dépression.
- Complications ophtalmologiques : exophtalmie maligne avec inocclusion palpébrale, kératite, ophtalmoplégie et atteinte du nerf optique.

Traitement de la maladie de Basedow et surveillance

Traitement en ambulatoire en l'absence de complications.

Mise en condition : repos total avec arrêt de travail.

Traitement médicamenteux :

- étiologique : ANTITHYROÏDIENS DE SYNTHÈSE (Néomercazole®) avec une dose de charge pendant 2 mois puis diminution progressive en fonction de la clinique et des résultats biologiques. Durée totale du traitement : 18 mois;
- symptomatique :
  - BÊTABLOQUANT non cardiosélectif : Avlocardyl® *per os*,
  - sédatif : benzodiazépine (Lexomil®) *per os*,

  - si exophtalmie : larmes artificielles, corticothérapie en bolus intraveineux en cas de signes de gravité,
  - CONTRACEPTION EFFICACE. ⚠

Traitement radical, en cas de rechute après traitement médical bien conduit, par :

- thyroïdectomie subtotale bilatérale ou totale;
- radio-iode (I131) : contre-indiqué chez la femme enceinte et en cas d'orbitopathie sévère (aggravation).

Éducation de la patiente : sur l'observance du traitement et consultation en urgence en cas de fièvre.

Surveillance de l'efficacité et la tolérance du traitement :

- clinique :
  - normalisation de la clinique et régression de l'exophtalmie,
  - FIÈVRE : devant toute fièvre, NFS-plaquettes pour recherche agranulocytose et consultation spécialisée, ⚠
  - absence d'allergie au Néomercazole®;
- paraclinique :
  - NFS-PLAQUETTES en cas de fièvre devant le risque d'agranulocytose sous Néomercazole®,
  - T4L à la 4e semaine puis, une fois euthyroïdie, T4L et TSH tous les 3–4 mois,
  - ECG.

Critères de guérison

- Rémission clinique.
- Normalisation de la T4L.
- Négativation des anticorps antirécepteurs à la TSH.

Complications des antithyroïdiens de synthèse

- AGRANULOCYTOSE IATROGÈNE.
- Allergie : rash cutané.
- Cholestase.
- Arthralgie.
- Hypothyroïdie par surdosage.
- Agueusie.

Étiologies d'une scintigraphie blanche

- Thyrotoxicose factice.
- Surcharge iodée.
- Thyroïdite de De Quervain.
- Thyroïdite d'Hashimoto.
- Thyroïdite silencieuse.

Le mot du conférencier

C'est un sujet souvent tombé, le plus souvent sur la maladie de Basedow, une fois sur un goitre multinodulaire toxique.

Il y a peu de pièges, mais c'est une question de cours dans laquelle il y a beaucoup de zéros possibles, en particulier dans le traitement et la surveillance; la seule chose est de ne pas se tromper de pathologie au départ.

La TSHus indique l'origine haute ou basse de l'hyperthyroïdie : élevée ou normale, il s'agit d'une cause centrale rare (adénome hypophysaire); basse, c'est une réponse à une cause périphérique.

Pensez bien quand vous traitez une hyperthyroïdie à la surveillance clinique en premier lieu en vérifiant la disparition des signes de thyrotoxicose mais également l'absence de survenue de signes d'hypothyroïdie nécessitant un ajustement du traitement.

Maladie de Basedow

C'est le goitre associé à l'exophtalmie (axiale, bilatérale symétrique, réductible à la pression) sur en général un terrain spécifique (femme jeune, terrain auto-immun). Dans la majorité des cas, le traitement médical bien suivi suffit. Les indications d'un traitement chirurgical sont :

- allergie ou agranulocytose sous antithyroïdiens de synthèse;
- forme sévère avec complications cardiaques;
- goitre volumineux et compressif;
- récidive;
- refus du traitement par le patient;
- difficultés d'observance.

Chez la femme enceinte, n'oubliez pas de remplacer le Néomercazole® par du propylthiouracyl pour lequel il n'a pas été décrit d'effets tératogènes, associé ou non à du Lévothyrox® pour arriver à l'euthyroïdie.

Le risque fœtal est corrélé aux anticorps anti-récepteurs de la TSH qu'il convient de doser avant de débuter une grossesse et de façon systématique au 3e trimestre.

L'hyperthyroïdie transforme la grossesse à risque avec un taux augmenté de prématurité, de morbidité et de mortalité néonatale.

Les risques principaux pour le fœtus sont :

- l'hyperthyroïdie fœtale (qui sera suspectée devant une tachycardie permanente), systématiquement recherchée à la naissance;

- l'hypothyroïdie fœtale (pouvant être liée à la présence d'anticorps anti-récepteurs de la TSH inhibiteurs) ;
- le goitre chez le fœtus pouvant être le reflet d'une hyper- ou hypothyroïdie ;
- le retard de croissance intra-utérine ;
- l'insuffisance cardiaque.

La surveillance échographique sera donc mensuelle avec réalisation d'échographies thyroïdiennes fœtales.

Chez la mère, le risque d'aggravation de la maladie de Basedow peut persister jusqu'à 6 mois en *post-partum*.

Attention, en cas de traitement radical notamment par iode radioactif, une grossesse ne sera autorisée qu'au moins 1 an après réalisation du traitement radioactif.

La scintigraphie thyroïdienne en cas de tableau clinique franc et d'anticorps anti-récepteurs à la TSH positifs n'est pas systématique.

Adénome toxique

Il faut y penser devant un syndrome de thyrotoxicose pur avec un nodule thyroïdien. La scintigraphie montrera un nodule chaud avec le reste de la glande éteinte. Le traitement est chirurgical par lobectomie après préparation par antithyroïdiens de synthèse pour obtenir l'euthyroïdie.

Goitre multinodulaire toxique

L'énoncé vous parlera justement de goitre multinodulaire. L'examen le plus spécifique est comme pour le nodule toxique la scintigraphie à l'iode 123 ou au technétium, qui montre plusieurs nodules chauds avec le reste de la glande éteinte. Chez le sujet jeune, on peut proposer un traitement médical ; chez le sujet âgé, vous pouvez discuter la radiothérapie par iode 131. La chirurgie est indiquée en cas de compression locale ou de résistance à la radiothérapie.

Thyroïdites

Elles sont traitées dans une fiche séparée.

Surcharge iodée

Vous trouverez dans l'énoncé un syndrome thyrotoxique pur avec une scintigraphie blanche. Le diagnostic est confirmé par l'iodémie et l'iodurie des 24 heures, qui seront augmentées.

Thyrotoxicose factice

Le terrain sera psychiatrique (anorexie mentale +++) ; le syndrome thyrotoxique sera pur, sans goitre. La scintigraphie est là aussi blanche. L'examen diagnostique est la thyroglobuline, qui sera basse.

Mots-clés

Goitre homogène vasculaire
Orbitopathie
Anticorps anti-récepteurs TSH
Anti-thyroïdiens de synthèse

ITEM 246

Hyperthyroïdie : crise aiguë thyréotoxique

Objectifs : Diagnostiquer une hyperthyroïdie.
Argumenter l'attitude thérapeutique et planifier le suivi du patient.

Points clés

- **Savoir reconnaître une crise aiguë thyrotoxique.**
- **Connaître les grandes lignes de prise en charge.**

Diagnostic

Terrain : hyperthyroïdie connue.

Facteurs déclenchants :

- traitement chirurgical ou iode radioactif d'une hyperthyroïdie chez un patient mal préparé;
- infection;
- traumatisme;
- intervention chirurgicale;
- accouchement;
- toxémie gravidique;
- acidocétose diabétique;
- iode.

Clinique :

- FIÈVRE élevée à 39–40 °C;
- exophtalmie;
- TREMBLEMENTS et AGITATION;
- DÉSHYDRATATION MAJEURE : sueurs profuses, polypnée, diarrhées et vomissements;
- ictère;
- douleurs abdominales;
- tachycardie supérieure à 150/min, ACFA;
- CONFUSION;
- COMA;
- QUADRIPARÉSIE.

Bilan d'examens complémentaires

EN URGENCE :

- groupe ABO, Rhésus, RAI;
- NFS-plaquettes;

- TP-TCA;
- ionogramme sanguin et urinaire;
- bilan hépatique;
- urée, créatininémie;
- gaz du sang;
- hémocultures;
- ECBU;
- prélèvements pharyngés et cutanés;
- ECG;
- radiographie du thorax;
- dosage TSHus et T3L et T4L.

Traitement

- URGENCE THÉRAPEUTIQUE : PRONOSTIC VITAL EN JEU.
- Hospitalisation en UNITÉ DE SOINS INTENSIFS. ⚠

Mise en condition du malade :

- repos au lit;
- À JEUN;
- voie veineuse périphérique;
- sonde nasogastrique en aspiration douce si vomissements;
- sonde urinaire;
- monitoring cardiotensionnel avec oxymétrie de pouls;
- oxygénothérapie par voie nasale, voire intubation-ventilation.

Lutte contre l'hyperthermie :

- vessie de glace;
- antipyrétique : paracétamol IV (Prodafalgan®).

Traitement étiologique :

- ANTITHYROÏDIENS DE SYNTHÈSE à forte dose *per os* ou par la sonde gastrique;
- SOLUTION FORTE DE LUGOL après le début des antithyroïdiens;
- BÊTABLOQUANT non cardiosélectif en l'absence de défaillance cardiaque (Avlocardyl®) par voie veineuse;
- CORTICOTHÉRAPIE : Cortancyl® IV;
- anxiolytique : Lexomil® *per os*.

Correction des troubles hydroélectriques.

Correction des troubles cardio-vasculaires associés (ACFA, œdème aigu du poumon).

Traitement du facteur déclenchant : antibiothérapie IV au moindre doute.

Soins oculaires.

Prévention des complications du décubitus : nursing et prévention des escarres.

Surveillance :

- clinique :
  - état oculaire,
  - troubles de la déglutition,
  - conscience,

- fonction cardiaque : pouls, fréquence, régularité, auscultation cardiopulmonaire,
- allergie aux antithyroïdiens de synthèse;
- paraclinique :
  - NFS-plaquettes,
  - ECG.

À la sortie :
- Instauration d'un traitement de fond.
- ÉDUCATION sur l'observance du traitement de fond.

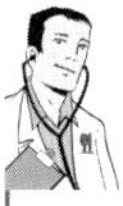

Le mot du conférencier

Là encore, question non officiellement au programme, mais il s'agit de la complication de l'hyperthyroïdie, rare depuis les préparations médicales avant chirurgie; jamais tombée, mais je pense, à connaître.

***Un petit piège* :** la T3L et la T4L ne sont pas plus élevées au cours de la crise aiguë thyréotoxique qu'au cours d'une hyperthyroïdie non compliquée.

Mots-clés

Terrain d'hyperthyroïdie
Urgence thérapeutique
Facteur déclenchant à rechercher et traiter

ITEM 248

Hypothyroïdie

Objectifs : Diagnostiquer une hypothyroïdie.
Argumenter l'attitude thérapeutique et planifier le suivi du patient.

Points clés

- **Connaître les signes cliniques évoquant une hypothyroïdie.**
- **Savoir en faire le bilan étiologique.**
- **Savoir la prendre en charge.**

Bilan devant une hypothyroïdie

Bilan à visée diagnostique = dosage de la TSHus, T3L et T4L :
- TSHus augmentée et T4L basse = origine basse;
- TSHus normale (parfois haute!) ou basse et T4L basse = origine hypothalamo-hypophysaire.

Bilan de retentissement :
- NFS-plaquettes : anémie normochrome normocytaire, plaquettes et globules blancs normaux;
- ionogramme sanguin : hyponatrémie de dilution;
- ionogramme urinaire : natriurèse conservée;
- bilan lipidique : hypercholestérolémie pure de type IIa ± hypertriglycéridémie type IIb;
- enzymes musculaires : élévation des CPK, ASAT, LDH et aldolase;
- ECG : bradycardie sinusale avec microvoltage des QRS, et ondes p aplaties diffuses;
- radiographie du thorax : élargissement de la silhouette cardiaque;
- échographie cardiaque : diminution de la contractibilité, élimine une péricardite.

Diagnostic étiologique :
- iodémie et iodurie dès 24 heures;
- bilan immunologique : anticorps anti-thyroperoxydase, anti-thyroglobuline si négatifs;
- échographie thyroïdienne.

Prise en charge thérapeutique d'une hypothyroïdie chez un sujet jeune sans antécédent cardio-vasculaire

- Prise en charge en ambulatoire.
- Avant de débuter le traitement :
  - AVOIR ÉLIMINÉ UNE INSUFFISANCE SURRÉNALE (à traiter en première intention); 0

- prise en charge des facteurs de risque cardio-vasculaires :
  - arrêt du tabac,
  - traitement d'une hypercholestérolémie.
- OPOTHÉRAPIE SUBSTITUTIVE À VIE :
  - L-thyroxine (Lévothyrox®) *per os* en une prise le matin à jeun ;
  - augmentation progressive des doses par paliers sur 6 à 8 semaines.
- Surveillance :
  - clinique : disparition des signes d'hypothyroïdie, absence de signes d'hyperthyroïdie (surdosage) ;
  - paraclinique : dosage de la TSHus 4 à 6 semaines après la dernière modification du traitement.

Prise en charge thérapeutique d'une hypothyroïdie chez un sujet âgé

- Hospitalisation en service spécialisé.
- Avant de débuter le traitement :
  - AVOIR ÉLIMINÉ UNE INSUFFISANCE SURRÉNALE ;
  - prise en charge des facteurs de risque cardio-vasculaire :
    - arrêt du tabac,
    - traitement d'une hypercholestérolémie ;
  - CORRECTION D'UNE ÉVENTUELLE ANÉMIE : en cas d'anémie < 8 g/dL, cure de Veinofer® IV ou *per os* et apport de Spéciafoldine® *per os* + Ardyferon®, si > 8 g/dL et absence d'antécédents cardio-vasculaires ;
  - majoration d'un éventuel TRAITEMENT ANTIANGINEUX ou introduction d'un traitement antiangineux et cardioprotecteur : bêtabloquant (Sectral®) *per os* ou dérivés nitrés ou inhibiteurs calciques.
- OPOTHÉRAPIE À VIE : débuter le traitement par L-thyroxine (Lévothyrox®) de façon très progressive (paliers de 12,5 μg) jusqu'à la dose minimale efficace.
- SURVEILLANCE :
  - clinique :
    - apparition d'une douleur thoracique,
    - disparition des signes cliniques d'hypothyroïdie ;
  - paraclinique :
    - ECG réguliers,
    - dosage de la TSHus et T4L 4 à 6 semaines après la dernière augmentation,
    - puis tous les 6 mois : dosage de la TSHus et de la T4L, bilan lipidique et NFS-plaquettes.
- En cas d'apparition d'une douleur thoracique :
  - faire un ECG ;
  - dérivés nitrés en sublingual : Natispray®, 2 bouffées ;
  - arrêt de l'augmentation de la thyroxine avec retour au palier précédent ;
  - majoration du traitement antiangineux.

Le mot du conférencier

Tombé à 2 reprises, sujets difficiles, dits «classants». Dans les 2 cas il s'agissait d'une thyroïdite d'Hashimoto (*voir fiche spécifique*). Les questions posées étaient très précises. Aussi, apprenez bien tous les signes cliniques et comprenez-en les mécanismes. Ils ont quand même demandé : «Expliquez l'hypoacousie» (infiltration de la muqueuse tubaire avec des dépôts de substance PAS+ dans le tissu conjonctif). Le deuxième sujet présentait un tableau atypique d'hypothyroïdie tout simplement parce qu'elle était associée à une insuffisance surrénale dans le cadre d'un syndrome de Schmidt. Il faut donc bien connaître les signes cliniques pour pouvoir distinguer les pathologies sur le plan clinique et biologique.

Points importants

- Toujours éliminer une insuffisance surrénale avant de traiter une hypothyroïdie car il y a un risque d'insuffisance surrénale aiguë.
- Se méfier du sujet âgé ou qui a de gros facteurs de risque coronariens lors de la mise en place de l'opothérapie substitutive : penser à corriger une éventuelle anémie associée et à majorer le traitement antiangineux.
- En cas d'hypothyroïdie d'origine haute, toujours débuter l'opothérapie substitutive après quelques jours d'hydrocortisone.
- Méfiez-vous des interactions médicamenteuses entre le Lévothyrox® et :
  - les AVK potentialisant son effet;
  - les hypoglycémiants diminuant son effet;
  - les antidépresseurs tricycliques potentialisant son effet;
  - les inducteurs enzymatiques entraînant un sous-dosage.
- Chez la femme enceinte, pensez à augmenter les doses dès le début de la grossesse. En cas de découverte d'une hypothyroïdie au cours de la grossesse, il s'agit de la seule situation où vous pouvez prescrire des doses pleines (1,5 à 2 µg/j) du jour au lendemain.
- Les risques de l'hypothyroïdie au cours de la grossesse sont :
  - chez la mère : fausses couches précoces, HTA, pré-éclampsie, hémorragie de la délivrance;
  - chez le fœtus : RCIU, troubles du développement.

- Causes d'hypothyroïdies périphériques :
  - causes auto-immunes :
    - ◆ thyroïdite chronique lymphocytaire ou de Hashimoto,
    - ◆ thyroïdite atrophique,
    - ◆ thyroïdite du *post-partum* ;
  - thyroïdite sub-aiguë de De Quervain ;
  - causes iatrogènes (surcharge iodée, médicaments, carence iodée) ;
  - syndrome de résistance aux hormones thyroïdiennes (rare).

Mots-clés

Risque cardio-vasculaire
TSH (dépistage et surveillance)
Traitement doses progressives

ITEM 248

Hypothyroïdie : coma myxœdémateux

c0135

Objectifs : *Diagnostiquer une hypothyroïdie.*
Argumenter l'attitude thérapeutique et planifier le suivi du patient.

Points clés

- **Diagnostiquer un coma myxœdémateux.**
- **Connaître les facteurs déclenchants et le prévenir.**

Diagnostic

Terrain :

- antécédent d'hypothyroïdie ou de thyroïdectomie totale;
- myxœdème non diagnostiqué de la femme âgée.

Présence de facteur(s) déclenchant(s) :

- froid;
- infection;
- traumatisme;
- intervention chirurgicale;
- insuffisance cardiaque;
- hémorragie digestive;
- AVC;
- prise médicamenteuse : sédatifs, neuroleptiques, anxiolytiques;
- arrêt de l'opothérapie substitutive.

Clinique :

- COMA progressif, calme, aréflexique, sans signe de localisation;
- HYPOTHERMIE entre 32 et 35 °C;
- BRADYPNÉE avec des pauses respiratoires;
- BRADYCARDIE;
- HYPOTENSION ARTÉRIELLE;
- signes cutanés : pâleur cireuse et sèche, visage bouffi avec disparition des rides et des plis, comblement des creux sus-claviculaires et inguinaux.

Paraclinique :

- anémie;
- hyponatrémie de dilution;
- élévation des enzymes musculaires;
- hypoxie et hypercapnie;
- bradycardie et microvoltage à l'ECG.

Facteurs de mauvais pronostic

- Âge avancé.
- Hypothermie inférieure à 34 °C.
- Hypothermie persistante malgré 3 jours de réanimation.
- Fréquence cardiaque <44/min.
- Hypotension artérielle.
- Infection sévère.
- Infarctus du myocarde concomitant.

Examens complémentaires

EN URGENCE :

- examens biologiques :
  - groupe ABO, Rhésus, RAI,
  - NFS-plaquettes,
  - ionogramme sanguin et urinaire,
  - protidémie,
  - dosage des enzymes musculaires,
  - bilan hépatique,
  - bilan rénal : urée, créatinine,
  - TP-TCA,
  - BILAN INFECTIEUX :
    - hémocultures périphériques,
    - ECBU,
    - coproculture,
    - prélèvements cutanés et de gorge,
  - gaz du sang,
  - dosage TSHus, T3L et T4L;
- radiographie du thorax de face;
- ECG.

Traitement

- URGENCE THÉRAPEUTIQUE : PRONOSTIC VITAL ENGAGÉ.
- Hospitalisation en RÉANIMATION.
- Mise en condition du malade :
  - À JEUN;
  - repos au lit strict;
  - voie veineuse périphérique ± voie centrale;
  - sonde nasogastrique en aspiration douce;
  - sonde urinaire;
  - monitoring cardiotensionnel avec oxymétrie de pouls;
  - oxygénothérapie nasale adaptée aux gaz du sang ± intubation si besoin;
  - RÉCHAUFFEMENT PROGRESSIF EXTERNE PASSIF;
  - correction des troubles hydroélectriques;
  - remplissage par macromolécules.

- TRAITEMENT DU OU DES FACTEURS DÉCLENCHANTS.
- Traitement étiologique sans attendre les résultats du bilan :
  - CORTICOTHÉRAPIE IV : hémisuccinate d'hydrocortisone ;
  - OPOTHÉRAPIE : L-thyroxine IV (Lévothyrox®) en bolus avec relais *per os* dès que l'alimentation orale sera possible.
- Surveillance, en particulier cardiaque.
- Éducation du malade et bilan d'hypothyroïdie à prévoir à la sortie de réanimation.

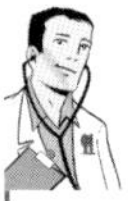

Le mot du conférencier

Forme extrême de l'hypothyroïdie, ce sujet n'est pas encore tombé à l'internat ou aux ECN. C'est une complication rare mais grave. Il n'est pas officiellement au programme, mais il ne faut pas prendre le risque de faire l'impasse dessus car il y a beaucoup de zéros potentiels dans cette question. On ne peut *a priori* pas vous poser beaucoup d'autres questions que celles ci-dessus.

Mots-clés

Recherche facteur déclenchant
Urgence vitale

ITEM 255

Insufficisance surrénale lente ou maladie d'Addison

Objectifs : Diagnostiquer une insuffisance surrénale aiguë et une insuffisance surrénale chronique.
Identifier les situations d'urgence et planifier leur prise en charge.

Points clés
- **Savoir réaliser le bilan étiologique devant une insuffisance surrénale.**
- **Éducation du patient primordiale.**

Orientation diagnostique

Terrain : facteurs de risque (par exemple : tuberculose dans l'enfance, prise d'un traitement...).

Clinique :
- asthénie vespérale;
- MÉLANODERMIE au niveau des zones découvertes, des muqueuses, plis de flexion;
- amaigrissement et amyotrophie;
- hypotension artérielle, malaises;
- anorexie, constipation, vomissements;
- goût anormal pour le sel.

Paraclinique :
- NFS-plaquettes :
  - anémie normochrome normocytaire,
  - leuconeutropénie,
  - hyperéosinophilie;
- ionogramme sanguin et urinaire :
  - hyponatrémie à natriurèse conservée ou élevée,
  - hyperkaliémie;
- glycémie : hypoglycémie.

Bilan devant une suspicion d'insuffisance surrénalienne

Diagnostique :
- NFS-plaquettes;
- ionogramme sanguin et urinaire;

- glycémie abaissée;
- dosage du CORTISOL PLASMATIQUE à 8 heures : effondré;
- ACTH plasmatique élevé;
- TEST AU SYNACTHÈNE IMMÉDIAT : absence d'élévation du cortisol;
- aldostéronémie : effondrée;
- activité rénine plasmatique : augmentée.

Étiologique :
- intradermoréaction (IDR);
- anticorps anti-surrénaliens, anti 21-hydroxylase;
- sérologie VIH 1 et 2 avec l'accord du malade.

Imagerie :
- tomodensitométrie des surrénales : recherche de calcifications d'origine tuberculeuse, de masse;
- ECG;
- radiographie du thorax.

Confirmation diagnostique de l'insuffisance surrénalienne

Le diagnostic est BIOLOGIQUE :
- dosage du cortisol plasmatique à 8 heures bas et ACTH plasmatique élevé;
- TEST AU SYNACTHÈNE IMMEDIAT +++;
- dosage du cortisol plasmatique à 8 heures et 1 heure après : absence d'élévation (<550 nmol/L ou 20 µg/dL).

Étiologies

Insuffisance surrénale basse :
- TUBERCULOSE SURRÉNALIENNE;
- RÉTRACTION CORTICALE AUTO-IMMUNE (isolée ou associé à une autre maladie auto-immune : syndrome de Schmitt, anémie de Biermer);
- iatrogène :
  - op'DDD,
  - kétoconazole,
  - surrénalectomie bilatérale;
- envahissement des surrénales :
  - leucémie,
  - lymphome de Hodgkin,
  - métastases : cancer du poumon surtout, langue,
  - sarcoïdose;
- infection par le VIH;
- hémorragie bilatérale des surrénales :
  - traitement anticoagulant,
  - complication postopératoire;
- thrombose surrénalienne dans le cadre du syndrome des anticorps antiphospholipides;
- blocs enzymatiques : en 21-hydroxylase, en 11-hydroxylase, en 17α-hydroxylase (rare).

Insuffisance surrénale haute (ACTH abaissée) :

- insuffisance hypothalamo-hypophysaire;
- CORTICOTHÉRAPIE AU LONG COURS.

Suspicion d'une origine tuberculeuse : confirmation du diagnostic et bilan complémentaire

- IDR : positive.
- DIAGNOSTIC PAR L'IMAGERIE : TDM SURRÉNALIENNE ou ASP = présence de CALCIFICATIONS pathognomoniques sur les surrénales.
- Recherche d'une autre localisation tuberculeuse pendant 3 jours consécutifs :
  - BK crachats;
  - BK tubages;
  - BK urinaires.
- Radiographie thoracique.

Traitement

- Hospitalisation en service spécialisé pour l'instauration du traitement.
- TRAITEMENT ÉTIOLOGIQUE. ⚠
- TRAITEMENT SYMPTOMATIQUE.
- HORMONOTHÉRAPIE SUBSTITUTIVE À VIE : ⚠
  - glucocorticoïdes : HYDROCORTISONE *per os*, 20 à 40 mg/j, 2/3 le matin et 1/3 le midi;
  - minéralocorticoïdes : FLUDROCORTISONE, 50 à 100 µg/jour.
- ÉDUCATION DU MALADE : ⚠
  - régime NORMOSODÉ;
  - carte de maladie d'Addison, avec :
    - doses du traitement en cours,
    - coordonnées du médecin référent et de l'hôpital;
  - savoir reconnaître les signes de décompensation aiguë et les facteurs de risque;
  - adaptation du traitement = augmentation des doses et consultation en urgence si :
    - stress,
    - infection,
    - diarrhée,
    - traumatisme;
  - NE JAMAIS ARRÊTER BRUTALEMENT LE TRAITEMENT; ⚠
  - contre-indications :
    - aux laxatifs,
    - aux diurétiques,
    - aux opiacés,
    - aux sédatifs,
    - aux médicaments inducteurs enzymatiques (rifampicine);
  - RÈGLES HYGIÉNODIÉTÉTIQUES :
    - repos,

  - régime NORMOSODÉ, normosucré,
  - pas d'automédication.
- Surveillance :
  - clinique +++ : poids, tension artérielle, asthénie et état cutané;
  - biologique :
    - natrémie,
    - kaliémie,
    - glycémie,
    - urée, créatininémie,
    - activité rénine plasmatique : meilleur reflet du traitement pour certains.
- MESURES SOCIALES : prise en charge à 100 % par la Sécurité sociale.

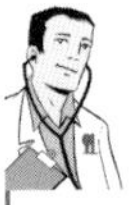

Le mot du conférencier

L'insuffisance surrénalienne est déjà tombée à l'internat, couplée à l'insuffisance surrénalienne aiguë (*voir fiche suivante*).

Il ne faut pas passer à côté du diagnostic car cela fait partie des questions où l'on ne peut hélas pas improviser en raisonnant sur le symptomatique. Les réponses qui vous seront demandées sont très précises, avec énormément de zéros à la question. Il faut donc faire du par cœur, et réciter en particulier le traitement jusqu'à ce que cela soit parfait.

En cas de sarcoïdose, le traitement étiologique étant fondé sur la corticothérapie, ce n'est pas la peine de mettre d'hormonothérapie substitutive à base d'hydrocortisone!

Un petit mot de physiologie pour mieux comprendre et donc mieux retenir, voici un schéma simple sur les conséquences d'une insuffisance surrénalienne basse (fig. 7). Il faut partir des 3 zones surrénaliennes et suivre les flèches pour comprendre la symptomatologie et le rétrocontrôle positif sur l'hypothalamus et l'antéhypophyse.

En cas d'origine haute, vous voyez qu'il ne peut y avoir de baisse de l'aldostérone pour la bonne raison que la régulation de cette sécrétion n'est pas contrôlée par l'axe hypothalamo-hypophysaire mais par le système rénine-angiotensine. Pas d'indication à donner un traitement par fludrocortisone. Il n'y a pas d'hyperkaliémie et l'hyponatrémie est liée à l'hémodilution par augmentation de la sécrétion d'ADH.

Dans le diagnostic clinique, c'est la mélanodermie qui doit vous faire penser à l'insuffisance surrénale; de plus, elle signe une origine basse puisqu'elle provient de l'augmentation de la MSH secondaire au rétrocontrôle positif de l'antéhypophyse.

Les petits pièges

- Le diagnostic de l'insuffisance surrénalienne lente est biologique alors que celui d'insuffisance surrénale aiguë est clinique. Devant l'urgence traiter AVANT d'entreprendre tout bilan diagnostic. Le meilleur argument diagnostique est la réponse au traitement par hémisuccinate d'hydrocortisone.
- Cherchez toujours la cause et traitez-la. Si on veut vous orienter vers une tuberculose, on vous indiquera une origine géographique africaine ou maghrébine, et des antécédents qui doivent vous y faire penser. Si on ne vous donne pas ces informations, cherchez les systématiquement dans une question sur l'interrogatoire (terrain +++). C'est, pour rappel, la première cause d'insuffisance surrénale lente. Pensez, en cas de tuberculose, à dépister les cas contacts et à déclarer la maladie. Pensez à toujours demander une sérologie VIH dans le bilan étiologique après accord du patient.
- Une insuffisance surrénale d'origine hypothalamo-hypophysaire entraîne une baisse de la MSH et ne s'accompagne donc pas de mélanodermie ; encore une fois l'aldostérone est normale.
- Dans le traitement, il y a beaucoup de zéros potentiels ; il faut l'apprendre par cœur. L'hydrocortisone à ces doses n'entraîne pas d'effets indésirables : l'hydrocortisone a 4 fois moins d'effet que le Cortancyl® à dose équivalente, on est dans les doses physiologiques.
- Après une corticothérapie prolongée, il faut diminuer progressivement les doses pour éviter une insuffisance surrénale aiguë. Au cours de la décroissance, on peut faire un test au synacthène immédiat, et en cas de réponse insuffisante supplémenter par de l'hydrocortisone (arrivé à 5 mg de Cortancyl®).
- Enfin, dernier point, s'il est question d'une insuffisance chez une femme enceinte, pensez à augmenter les doses d'hydrocortisone, en particulier au premier trimestre et à l'accouchement. Le nouveau-né doit aussi être traité pendant 48 heures par hydrocortisone.

Mots-clés

Mélanodermie
Hypotension artérielle
Test au synacthène
Tuberculose/VIH/auto-immun
Éducation du patient

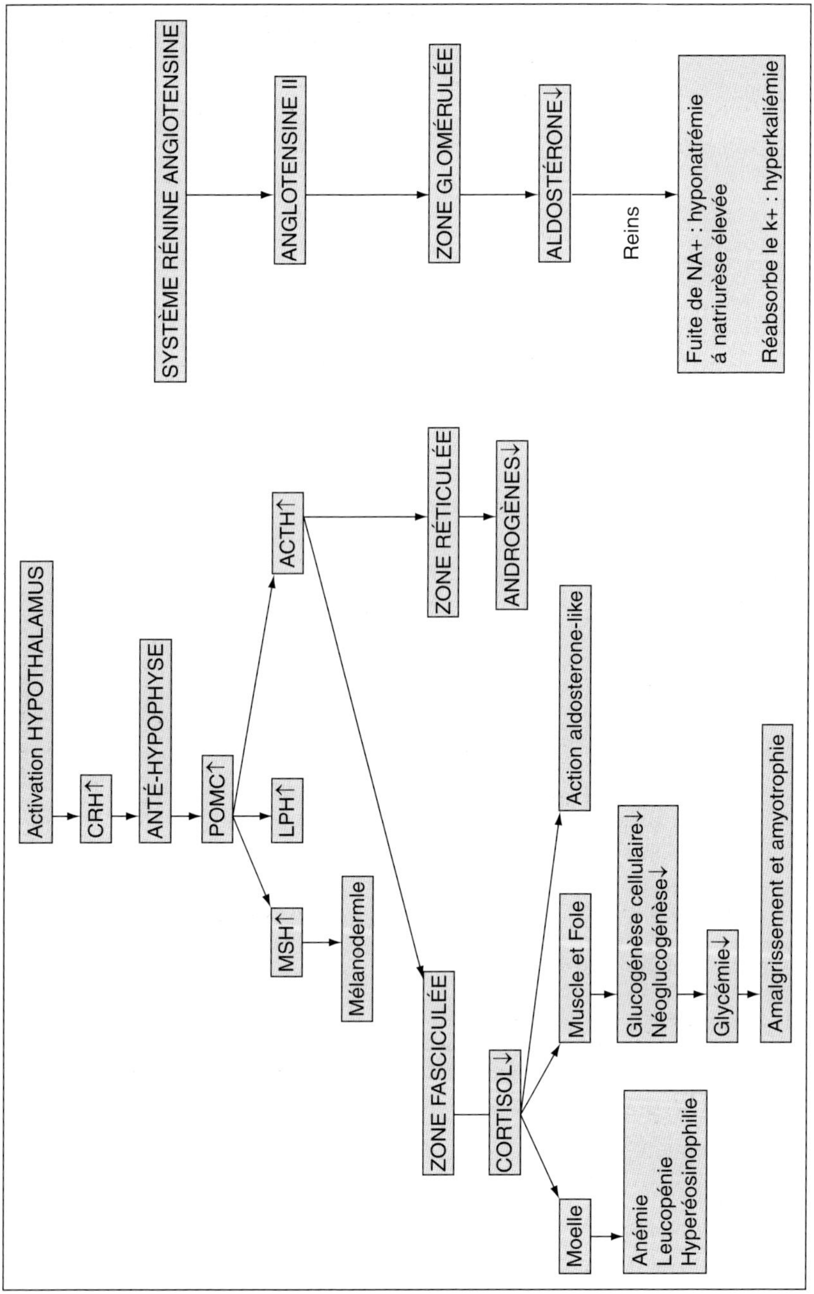

Figure 7 : Physiopathologie de l'insuffisance surrénale basse.

ITEM 255

Insuffisance surrénale aiguë

Objectifs : Diagnostiquer une insuffisance surrénale aiguë et une insuffisance surrénale chronique.
Identifier les situations d'urgence et planifier leur prise en charge.

Points clés

- **Penser à une insuffisance surrénale aiguë devant toute hypotension artérielle et douleurs abdominales.**
- **Savoir prendre en charge cette urgence vitale.**

Diagnostic

Diagnostic CLINIQUE :

- terrain : probable maladie d'Addison (mélanodermie…);
- facteur déclenchant : recherche systématique;
- clinique :
  - début brutal,
  - troubles de la conscience,
  - signes de choc :
    - HYPOTENSION artérielle,
    - tachycardie avec pouls filant,
  - signes de déshydratation extracellulaire :
    - pli cutané,
    - hypotonie des globes oculaires,
    - hypotension artérielle,
  - DOULEUR ABDOMINALE aiguë brutale mal localisée, sans défense ni contracture, diarrhée, vomissements,
  - fièvre ou hypothermie.

Examens complémentaires

Le bilan ne doit pas retarder la mise en place du traitement : le pronostic vital est engagé.

- Bilan biologique :
  - groupe ABO, Rhésus;
  - NFS-plaquettes;
  - TP-TCA;
  - ionogramme sanguin et urinaire;
  - créatininémie;

    - glycémie;
    - gaz du sang;
    - hémocultures répétées;
    - ECBU;
    - cortisolémie;
    - activité rénine plasmatique;
    - ACTH;
    - β-hCG plasmatique.
- ECG +++.
- Radiographie du thorax.

Facteurs de décompensation d'une maladie d'Addison

- Arrêt du traitement.
- Régime désodé.
- Effort physique sans adaptation du traitement.
- Perte de sels : diarrhée, vomissements, sueurs.
- Infection.
- Traumatisme.
- Intervention chirurgicale.
- Grossesse.
- Stress.
- Iatrogène :
    - diurétiques;
    - laxatifs;
    - opiacés;
    - sédatifs;
    - antiépileptiques.

Traitement

- URGENCE THÉRAPEUTIQUE : LE PRONOSTIC VITAL EST ENGAGÉ. ⚠
- LE TRAITEMENT SERA DÉBUTÉ SANS ATTENDRE LES RÉSULTATS DU BILAN BIOLOGIQUE. ⚠
- Hospitalisation en unité de soins intensifs.
- Mise en condition du malade :
    - voie veineuse périphérique, voire pose d'une voie centrale;
    - sonde d'aspiration gastrique en aspiration douce;
    - sonde urinaire;
    - oxygénothérapie nasale;
    - SCOPE CARDIOTENSIONNEL;
    - ÉVITER LES MANIPULATIONS DU MALADE.
- RÉHYDRATATION ET RÉÉQUILIBRATION HYDROÉLECTROLYTIQUE :
    - en cas de choc : remplissage par macromolécules (500 cc en 20 minutes);
    - en cas d'hypoglycémie : G10 % + 8 à 10 g de NaCl (4 à 6 L/24 heures dont 50 % dans les 6 premières heures);
    - AUCUN APPORT DE POTASSIUM. ⚠

- COMPENSATION HORMONALE EN URGENCE à réaliser dès que possible avant même l'hospitalisation :
  - GLUCOCORTICOÏDES : hémisuccinate d'hydrocortisone (100 mg IVD en dose de charge puis 300 mg/24 heures IVSE pendant 3–4 jours.
- RECHERCHE ET TRAITEMENT DU FACTEUR DÉCLENCHANT : antibiothérapie IV à large spectre.
- Prévention des complications de décubitus : HBPM (Lovenox®) SC.
- Surveillance efficacité et tolérance du traitement :
  - Clinique :
    - conscience,
    - fréquences cardiaque et respiratoire,
    - tension artérielle,
    - température,
    - diurèse : bilan entrées/sorties,
    - glycémie capillaire,
    - examen abdominal,
    - auscultation cardiopulmonaire ;
  - paraclinique :
    - ECG,
    - glycémie,
    - ionogramme sanguin et urinaire,
    - urée et créatininémie,
    - calcémie.
- Relais par traitement oral dès que possible : disparition des troubles de la conscience.
- À distance : ÉDUCATION DU MALADE et MISE EN PLACE D'UN TRAITEMENT DE FOND et BILAN ÉTIOLOGIQUE.

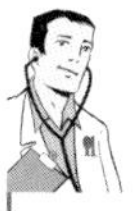

Le mot du conférencier

Comme nous l'avons dit précédemment, la maladie d'Addison est de diagnostic biologique mais l'insuffisance surrénale aiguë est de diagnostic clinique. Pensez-y devant un tableau qui ressemble à une urgence chirurgicale mais sans localisation ou étiologie franche, avec une déshydratation majeure. Vous devez aussi évoquer une acidocétose diabétique mais dans ce cas vous aurez une hyperglycémie et une bandelette avec des croix de cétonurie. La biologie est évocatrice, avec déshydratation extracellulaire, hyperhydratation intracellulaire et natriurèse conservée. Méfiez-vous de l'hyperkaliémie, d'où la nécessité du scope.

N'oubliez pas le facteur déclenchant, en général cela vaut des points.

Le dossier classique est une décompensation aiguë d'une maladie d'Addison : attention à la mélanodermie, c'est souvent le seul signe d'Addison que vous aurez dans l'énoncé avec une hypotension artérielle. L'autre possibilité est l'arrêt brutal d'une corticothérapie, mais dans ce cas, cela vous sera indiqué dans l'énoncé.

Le dossier piège serait une maladie de Cushing qui décompense 15 jours après le début de son traitement par op'DDD parce qu'il n'y a pas d'hormonothérapie substitutive.

Un point déjà vu dans des copies, on ne fait pas de test au synacthène immédiat dans le bilan d'urgence, l'urgence est la mise en place du TRAITEMENT, vous aurez tout le temps de le faire après pour confirmer le diagnostic.

Pensez à évoquer une insuffisance surrénale aiguë devant toute hypoglycémie.

Mots-clés

Douleur abdominale + hypotension artérielle
Hypoglycémie
Urgence thérapeutique
Glucocorticoïdes immédiats
Recherche facteur déclenchant

ITEM 319

Hypercalcémie

Objectifs : Devant une hypercalcémie, argumenter les principales hypothèses diagnostiques et justifier les examens complémentaires pertinents.
Identifier les situations d'urgence et planifier leur prise en charge.

Points clés

- **Reconnaître une hypercalcémie et évaluer ses critères de gravité.**
- **Bilan étiologique et traitement.**

Diagnostic de crise aiguë d'hypercalcémie

- Terrain : signes cliniques et paracliniques de la pathologie causale (*voir étiologies*).
- Clinique :
  - troubles neuro-psychiques : TROUBLES DE LA VIGILANCE, agitation, délire ;
  - troubles digestifs :
    - DOULEURS ABDOMINALES parfois PSEUDO-CHIRURGICALES,
    - iléus avec vomissements ;
  - signes généraux :
    - fièvre,
    - tachycardie, voire ACFA ou fibrillation ventriculaire,
    - déshydratation globale.
- Paraclinique :
  - calcémie > 3,5 mmol/L ;
  - insuffisance rénale aiguë.

Diagnostic d'hypercalcémie chronique

- Terrain : signes de la pathologie causale (*voir étiologies*) :
  - clinique ;
  - paraclinique.
- Anamnèse : évolution des troubles depuis plus de 3 mois.
- Clinique : souvent asymptomatiques ou
  - asthénie ;
  - dépression ;
  - douleurs abdominales chroniques ;
  - constipation ;
  - tachycardie ;
  - syndrome polyuro-polydypsique, déshydration globale.

- Paraclinique :
  - calcémie >2,6 mmol/L.

Étiologies

- MÉTASTASE OSSEUSE D'UN CANCER OSTÉOPHILE.
- MYÉLOME MULTIPLE.
- HYPERPARATHYROÏDIE PRIMITIVE.
- Syndrome paranéoplasique d'un cancer.
- Iatrogène :
  - calcium;
  - vitamine D;
  - vitamine A;
  - lithium;
  - diurétiques thiazidiques;
  - théophylline;
  - antiœstrogènes : tamoxifène.
- Granulomatose : sarcoïdose, tuberculose.
- Hyperthyroïdie.
- Insuffisance surrénale.
- Phéochromocytome.
- Acromégalie.
- Hypercalcémie familiale.

Bilan paraclinique de première intention

- Bilan biologique :
  - ionogramme sanguin;
  - urée, créatininémie;
  - électrophorèse des protéines sériques;
  - NFS-plaquettes;
  - VS;
  - dosage de la parathormone.
- Autres :
  - ECG : tachycardie, raccourcissement du QT;
  - radiographie du thorax;
  - radiographies osseuses.

Traitement de la crise aiguë d'hypercalcémie : <3 mmol/L

Le traitement s'effectue en ambulatoire :

- TRAITEMENT DE TOUTE HYPOKALIÉMIE ASSOCIÉE;
- ARRÊT DE TOUS LES TRAITEMENTS HYPOKALIÉMIANTS ET DIGITALIQUES;
- TRAITEMENT ÉTIOLOGIQUE;
- traitement de l'hypercalcémie :
  - réhydratation *per os* : boissons abondantes avec apports salés,

- régime pauvre en calcium, sans lait ni fromage, eau pauvre en calcium (Volvic),
- arrêt des traitements hypercalcémiants;
- surveillance clinique et biologique.

Traitement de la crise d'hypercalcémie : de 3 à 3,5 mmol/L

Le traitement nécessite une hospitalisation en service spécialisé :
- TRAITEMENT DE TOUTE HYPOKALIÉMIE ASSOCIÉE;
- ARRÊT DE TOUS LES TRAITEMENTS HYPOKALIÉMIANTS ET DIGITALIQUES;
- TRAITEMENT ÉTIOLOGIQUE;
- traitement de l'hypercalcémie :
  - réhydratation IV : 2 à 3 L de solution salée isotonique (NaCl 9 %),
  - supplémentation en potassium en cas d'hypokaliémie;
- surveillance.

Traitement de l'hypercalcémie sévère : > 3,5 mmol/L

Le patient doit être hospitalisé en RÉANIMATION :
- mise en condition du malade :
  - repos au lit,
  - scope cardiotensionnel,
  - voie veineuse périphérique,
  - bilan entrées-sorties;
- TRAITEMENT DE TOUTE HYPOKALIÉMIE ASSOCIÉE;
- ARRÊT DE TOUS LES TRAITEMENTS HYPOKALIÉMIANTS ET DIGITALIQUES;
- TRAITEMENT ÉTIOLOGIQUE;
- traitement de l'hypercalcémie :
  - réhydratation IV : 2 à 3 L de solution salée isotonique (NaCl 9 %),
  - BIPHOSPHONATES IV (Arédia®) pendant 1 à 3 jours puis 1 fois par mois,
  - CALCITONINE pendant 4 jours,
  - DIURÈSE FORCÉE (très rare) : Lasilix® avec compensation des pertes volume par volume,
  - voire épuration extrarénale;
- traitement symptomatique : antiémétique IV (Primpéran®), antalgiques;
- surveillance :
  - clinique :
    - conscience,
    - pouls,
    - tension artérielle toutes les 4 heures,
    - diurèse sur 24 heures,
  - paraclinique, quotidienne :
    - ionogramme sanguin,
    - urée, créatininémie,
    - calcémie.

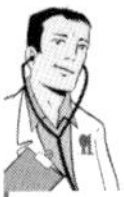

Le mot du conférencier

On ne traitera dans cet ouvrage que des causes endocrinologiques. Le myélome est détaillé dans le livre de rhumatologie et le conférencier d'orthopédie vous parlera des métastases des cancers ostéophiles.
Un petit mot pratique : aux ECN, devant un dossier d'hypercalcémie, il serait surprenant qu'on ne vous donne pas l'albuminémie. Aussi, vous devrez calculer la calcémie corrigée pour affirmer l'existence d'une vraie hypercalcémie :

Ca corrigée = Ca + [(40 – albuminémie) × 0,02]

En effet, une hyperalbuminémie peut être à l'origine d'une fausse hypercalcémie et à l'inverse une hypoalbuminémie peut masquer une hypercalcémie (beau piège non ?)…
Dans le bilan, en pratique, vous pouvez demander un second dosage couplé à la calcémie ionisée.
En général, vous passez souvent à côté du diagnostic car vous n'y pensez pas pour la simple et bonne raison que vous ne la considérez que comme un signe biologique d'une pathologie et non comme une véritable pathologie causée par une autre pathologie.
Moyen mnémotechnique pour les principales causes iatrogènes : « Théo a des lithiases calciques » :

- Théo = théophylline ;
- a = vitamine A ;
- des = vitamine D ;
- li = lithium ;
- thiases = thiazidiques (diurétiques) ;
- calciques = calcium.

Dans les étiologies, cherchez toujours les métastases, l'hyperparathyroïdie et le myélome, qui représentent 90 % des étiologies.
Erreur fréquente : n'oubliez pas que le myélome a une VS normale.

Mots-clés

ECG
Urgence thérapeutique
Hydratation
Traitement étiologique

ITEM 319

Hypercalcémie : hyperparathyroïdie primitive

Objectifs : Devant une hypercalcémie, argumenter les principales hypothèses diagnostiques et justifier les examens complémentaires pertinents.
Identifier les situations d'urgence et planifier leur prise en charge.

Points clés

- **Savoir dépister et faire le bilan des complications.**
- **Savoir poser une indication chirurgicale.**

Diagnostic

Terrain : femme de plus de 40 ans.
Argument de fréquence, découverte souvent sur calcémie fortuite.
Clinique : souvent asymptomatique :

- signes d'hypercalcémie chronique;
- asthénie musculaire (racines des membres);
- douleurs osseuses (rachis, membres inférieurs, bassin);
- fractures spontanées;
- chondrocalcinose articulaire (radiologique et/ou symptomatique);
- lithiases rénales (antécédents de coliques néphrétiques).

Paraclinique :

- PARATHORMONE 1–84 AUGMENTÉE OU «anormalement NORMALE», DANS LE CADRE D'UNE HYPERCALCÉMIE;
- HYPERCALCÉMIE;
- HYPOPHOSPHORÉMIE;
- HYPERCALCIURIE, hyperphosphaturie inconstantes;
- phosphatases alcalines (PAL) augmentées.

Signes radiologiques de l'hyperparathyroïdie

- DÉMINÉRALISATION DIFFUSE PSEUDO-OSTÉOPOROTIQUE :
  - amincissement des corticales;
  - élargissement des cavités médullaires;
  - images de résorption osseuse sous-périostée, géodes;
  - houppes phalangiennes.
- Chondrocalcinose.
- Néphrocalcinose.
- Calcifications pancréatiques (rares).

Étiologies des hyperparathyroïdies

- Étiologies primitives :
  - ADÉNOME PARATHYROÏDIEN : le plus fréquent;
  - hyperplasie diffuse (NEM);
  - adénomes multiples (NEM);
  - cancer de la parathyroïde (rare).
- Étiologie secondaire : cancer anaplasique à petites cellules.

Diagnostic étiologique : localiser l'adénome parathyroïdien

Le diagnostic est PARACLINIQUE :

- ÉCHOGRAPHIE CERVICALE par radiologue entraîné.
- SCINTIGRAPHIE AU MIBI lié au technécium 99m.

Indications opératoires

- Âge : <50 ans.
- Calcémie totale : >2,85 mmol/L.
- Antécédent d'hypercalcémie sévère.
- Calciurie : >10 mmol/L.
- Calculs rénaux.
- Clairance de la créatinine diminuée de plus de 30 %.
- Densité minérale osseuse : DS ≤ –2.

Traitement de l'adénome parathyroïdien

- Hospitalisation en service spécialisé si décision opératoire (sinon ambulatoire).
- Traitement symptomatique de l'hypercalcémie.
- Traitement étiologique CHIRURGICAL :
  - APRÈS AVOIR ÉLIMINÉ UNE NÉOPLASIE ENDOCRINIENNE MULTIPLE si terrain en faveur;
  - après repérage des 4 glandes parathyroïdiennes, ablation de l'adénome, envoyé en examen anatomopathologique;
  - en postopératoire : injection de gluconate de calcium IV puis apport de calcium *per os* par calcitriol (Rocaltrol®).
- Surveillance :
  - clinique;
  - paraclinique : calcémie (risque d'hypocalcémie).

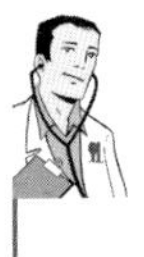

Le mot du conférencier

Comprise dans la question hypercalcémie, l'hyperparathyroïdie est à connaître.

N'oubliez jamais que l'hyperparathyroïdie fait partie des néoplasies endocriniennes multiples (NEM) et notamment dans 100 % des NEM de type I, un peu moins fréquemment dans les NEM de type II et plus tardif :

- NEM type IIa (syndrome de Sipple) :
  - phéochromocytome,
  - hyperparathyroïdie,
  - cancer médullaire de la thyroïde;
- NEM type IIb (syndrome de Gorlin);
- NEM type I (syndrome de Wermer) :
  - tumeur endocrine du pancréas,
  - hyperparathyroïdie,
  - adénome surrénalien,
  - adénome hypophysaire.

Si on vous soumet un dossier d'hyperparathyroïdie, il y a fort à parier qu'il s'agira d'un adénome parathyroïdien sauf en cas de NEM.

Apprenez bien les critères de chirurgie. Tout le problème de cette pathologie consiste à localiser l'adénome afin d'éviter une chirurgie exploratrice à l'aveugle plus délétère. En cas de NEM I la chirurgie sera plus large avec thymectomie associée (risque de carcinome thymique).

Les 2 complications les plus redoutées de l'hyperparathyroïdie sont l'insuffisance rénale chronique et l'ostéoporose : il faut penser à réaliser une ostéodensitométrie et une échographie rénale dans le bilan du retentissement.

En postopératoire, méfiez-vous de l'hypocalcémie. Après l'intervention, l'ostéopathie régresse mais pas l'insuffisance rénale ni la chondrocalcinose...

Mots-clés

Pathologie fréquente
Ostéoporose
Lithiases rénales
Recherche NEM
Chirurgie au cas par cas

470995 – (1) – (3) – OSB 100° – SPI

ELSEVIER MASSON SAS
62, rue Camille Desmoulins
92442 Issy-les-Moulineaux Cedex
Dépôt légal : octobre 2010

Achevé d'imprimer sur les presses de
Legoprint, Lavis (Trento)
Octobre 2010

Imprimé en Italie